Colette **Hervé-Pairain** et Nadège **Pairain**

Les incroyables vertus des smoothies verts

La chlorophylle santé

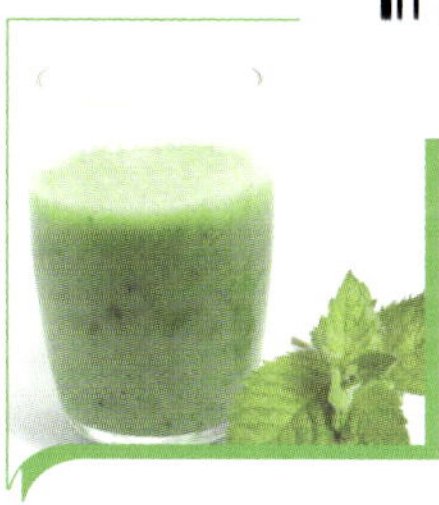

jouvence
EDITIONS

Dans la même collection :

Les incroyables vertus du bicarbonate de soude,
Alessandra Moro Buronzo, 2015

Les incroyables vertus du gingembre,
Alessandra Moro Buronzo, 2015

Mettez de l'ail dans votre vie !
Vincent Cueff, 2010

Les incroyables vertus du régime Okinawa
Alessandra Moro Buronzo, 2010

Recettes ayurvédiques faciles
Janet Gomez, 2009

Catalogue gratuit sur simple demande
Éditions Jouvence
France : BP 90107 – 74161 Saint-Julien-en-Genevois Cedex
Suisse : CP 89 – 1226 Thônex (Genève)
Site internet : **www.editions-jouvence.com**
Mail : info@editions-jouvence.com

ISBN : 978-2-88353-946-4

ISBN : 978-2-88911-571-6

Photos de couverture / Fotolia : © Dusan Zidar-pissenlit ;
© Maridav ; © lecic
Maquette de couverture et intérieure : Stéphanie Roze
Mise en page intérieure : manipages

Sommaire

Pictogrammes

- À retenir
- ATTENTION
- Bon à savoir
- Conclusion
- Exercice
- Huile essentielle
- Le petit plus
- Le saviez-vous ?
- Pour aller plus loin
- Recette
- Témoignage
- Trucs et astuces
- Un peu d'histoire
- Zoom

Notre collection **Maxi-Pratiques** se veut claire, lisible, didactique et facile d'accès. Elle comporte des rubriques reconnaissables par des pictogrammes (ci-dessus) ; vous accédez ainsi à l'essence de nos livres rapidement (chaque livre ne contient pas forcément tous les pictogrammes présents). Bonne lecture et bien du plaisir !

« Il y a cinquante millions d'années
notre ange gardien, l'herbe,
est arrivé sur notre planète
pour rendre la vie possible
et préparer la Terre
pour la race humaine. »

Edmond **Bordeaux Szekely**

Préfaces

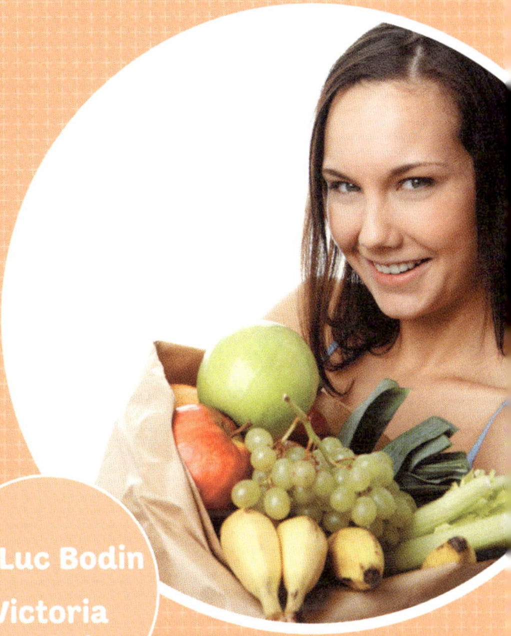

Dr Luc Bodin

Victoria Boutenko

La médecine moderne s'est surtout intéressée à l'alimentation dans le but de prévenir les carences (en vitamines, en minéraux, en protéines…) qui pourraient survenir dans la population et induire divers troubles et maladies chez les individus. Celles-ci firent en effet des ravages dans le passé, comme ce fut le cas du scorbut, très répandu chez les marins à cause d'une carence en vitamine C dans leur alimentation.

Un peu d'histoire

Pour éviter cela, les Américains créèrent pour leurs soldats, lors de la seconde guerre mondiale, les « Apports Quotidiens Recommandés » ou « AQR » qui sont toujours utilisés aujourd'hui. Il s'agit d'indiquer les composés et les **quantités alimentaires indispensables** à chaque être humain **au quotidien** afin d'éviter de tomber malade.

Mais aujourd'hui, nous nous sommes éloignés de ce minimum nécessaire pour viser plutôt une alimentation qui permettrait à chacun d'être « au top », de demeurer en pleine forme mais aussi de prévenir les pathologies comme les maladies cardiovasculaires, les cancers, la maladie d'Alzheimer, etc. Dans ce sens, une nourriture riche en fruits, en légumes et en crudités, est unanimement plébiscitée par les médecins de toutes les disciplines. Un tel consensus est rare en médecine. Il est très appréciable, car il ne donne aucun doute sur la marche à suivre.

À cette recommandation se greffe un certain nombre de précisions importantes. Il est par exemple, conseillé de consommer ces végétaux « crus », car la cuisson détruit une partie importante des nutriments (vitamines, minéraux, oligoéléments...). Une grande variété est également indispensable dans les apports quotidiens, avec de préférence des végétaux du pays et de saison, mais aussi consommés peu de temps après leur récolte. Car chaque légume et chaque fruit apportant différents nutriments dans des proportions variées, la diversité alimentaire permet d'assurer des apports nutritionnels optimums. Personnellement, j'ajouterais à ces conseils, la notion d'alimentation « biologique » qui me semble indispensable dans le cas d'une alimentation végétale crue.

5 et 8 fruits et légumes différents tous les jours.

C'est ainsi que selon les sources, il est conseillé de manger entre 5 et 8 fruits et légumes différents tous les jours. Pour cela, il est possible de consommer des fruits, (pommes, oranges, bananes...), comme repas de temps à autre, mais aussi plus régulièrement au moment des petits creux de la journée. Une salade mixte lors du dîner par exemple, complétera cet apport :

laitue, tomate, poivron, concombre, ail, oignon, persil... Ces ajouts successifs en légumes différents permettront d'atteindre peu à peu le total des apports conseillés.

Mais il est évident que ce menu n'est pas simple à réaliser pour tout le monde et qu'il peut aussi devenir rapidement répétitif. C'est pourquoi les smoothies verts me sont apparus comme une excellente solution, complémentaire aux apports alimentaires habituels, en y ajoutant la diversité, **l'originalité, la rapidité de fabrication, un transport facile,** le tout dans un contexte que l'on pourrait presque qualifier de ludique...

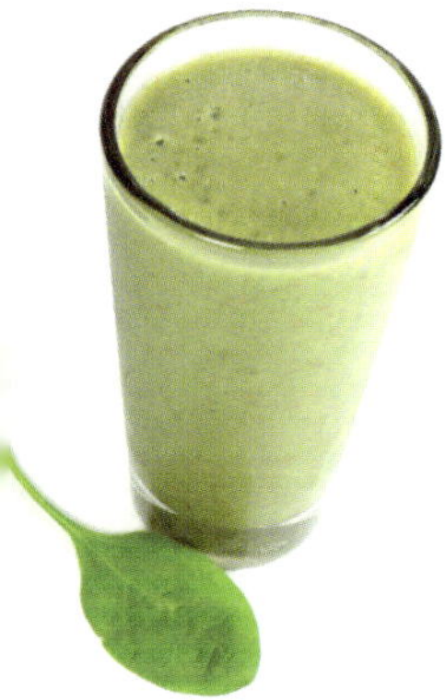

Nos organismes sont actuellement surchargés en acides à cause de l'alimentation industrielle, du stress, du manque d'oxygénation, de la sédentarité... ce qui est cause de nombreuses maladies modernes. Cet apport « vert » des smoothies, obtenus par mixage de différents végétaux, va permettre une **alcalinisation** particulièrement salutaire pour notre santé. Mais aussi, les enzymes et les fibres contenus dans les légumes assureront une bonne digestion et par là une bonne forme physique aux consommateurs assidus. Quant aux composés phytochimiques et à la chlorophylle, ils possèdent chacun des vertus qui leur sont propres mais qui sont aussi importantes pour le corps, comme pour la prévention de maladies. Enfin, les légumes assurent un apport optimum en vitamines, en minéraux et en oligoéléments voire aussi en protéines, essentiels, c'est-à-dire en nutriments que l'organisme humain est incapable de fabriquer.

Prévention de maladies.

Ainsi, les smoothies verts s'inscrivent parfaitement dans notre rythme de vie actuel et vont palier efficacement aux déséquilibres de l'alimentation moderne.

Le livre de Colette et Nadège Pairain est passionnant par la richesse de ses explications, mais aussi par les nombreuses précisions indiquées, portant tant sur les valeurs nutritives que sur les meilleures associations végétales à réaliser, sans oublier de tenir compte des combinaisons alimentaires à respecter.

Ainsi cet ouvrage est comme les smoothies, à consommer sans hésitation !

Dr Luc Bodin
www.medecine-demain.fr

Colette et Nadège Pairain présentent à leurs lecteurs la boisson la plus saine pouvant être préparée par n'importe qui dans sa propre cuisine. Ce livre permet à chacun de créer toute une variété de smoothies verts personnels. J'ai été témoin d'un nombre incalculable de personnes améliorant leur santé et devenant plus jeunes par l'ajout de smoothies verts à leur régime alimentaire.

La plupart des gens sont stupéfaits par le goût agréable des smoothies verts. En même temps les smoothies verts sont parmi les aliments les plus sains à la disposition de tous. La verdure est la seule chose vivante dans le monde qui peut transformer le soleil en nourriture consommable par toutes les créatures. La chlorophylle est une substance miraculeuse car elle est, par essence, du soleil liquéfié. C'est pourquoi la consommation régulière des smoothies verts peut aider pour de nombreux problèmes de santé différents. Avec ce livre, Colette et Nadège touchent des milliers de personnes avec un grand message d'aide et de santé. Chers amis, profitez de vos smoothies verts et partagez-les avec les autres !

Victoria Boutenko
Auteur de *Green for Life* et de *Green Smoothie Revolution*

Introduction

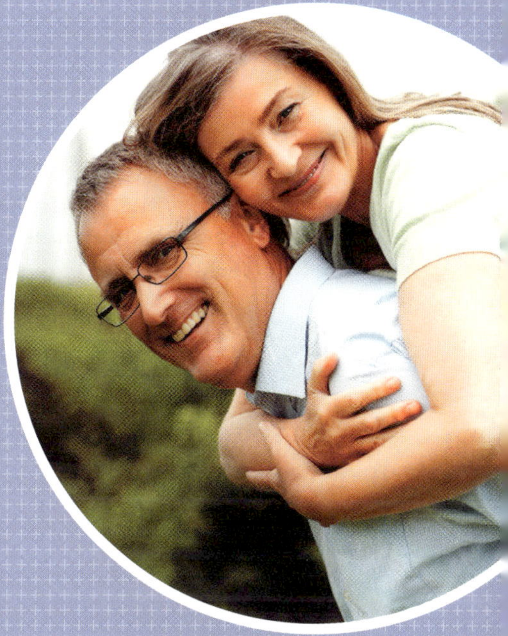

Ces délicieuses boissons, connues un peu partout sous le nom de **«smoothies»** (prononcer «smouzie»), d'abord très appréciées aux États-Unis, se sont largement répandues en Europe depuis peu.

Smoothie « classique » ou smoothie vert, quelle différence ?

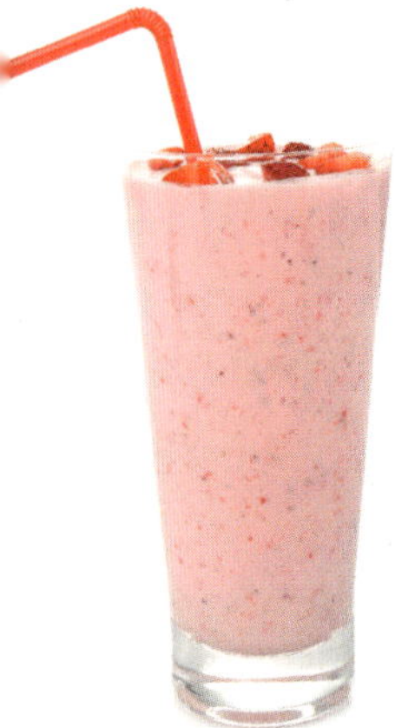

Ces délicieuses boissons, connues un peu partout sous le nom de **« smoothie »** (prononcer « smouzie »), d'abord très appréciées aux États-Unis, se sont largement répandues en Europe depuis peu. Leur commercialisation a été rapidement soutenue par l'industrie agroalimentaire qui a su voir venir l'intérêt croissant des consommateurs pour une « alimentation saine ». Le smoothie évoque en effet pour tous, un produit crémeux et onctueux apportant de multiples bienfaits en termes de santé et de nutrition.

Cependant, il en est du smoothie, comme de toute fabrication : sa qualité dépend de ce qui le compose ! Actuellement, les « smoothies » tout prêts que l'on trouve dans le commerce sont composés d'ingrédients très variés (mélange de fruits, légumes, lait, yaourt, graines, voire même cocktails alcoolisés) pas toujours digestes, faisant malheureusement fi des meilleures combinaisons alimentaires et de ce qu'attendent véritablement nos cellules pour être nourries !...

Le smoothie « classique », composé de fruits mixés, est une boisson qui conserve entiers les produits le composant (c'est-à-dire la pulpe et le jus) et qui ressemble à une sorte de compote, plus ou moins épaisse selon la quantité de liquide utilisée pour en effectuer le mélange. Chacun en ajuste la consistance à son goût personnel.

Le **smoothie VERT** se distingue de ce qui est couramment vendu sous le nom de « smoothie », en cela qu'il contient une belle **proportion de feuilles vertes** (épinards, salades, orties...) ajoutées à d'autres composants comme des fruits ou des légumes, et **ne contient aucun produit laitier**. Il permet donc de consommer ou d'augmenter sa ration quotidienne de légumes-feuilles sous une forme simple, ludique et goûteuse.

D'autre part, pour être une véritable boisson santé, il ne sera jamais embouteillé ou empaqueté d'une quelconque façon, puisque ses qualités nutritionnelles lui imposent d'être **consommé** assez **rapidement** (dans les trois jours maximum, maintenu au frais) ce qui réduit d'office les procédés industriels de

Bon à savoir

Le smoothie vert, grâce à son apport en chlorophylle, oxygène les organes et contre les maladies et infections.

conservation. Le smoothie VERT est donc la boisson « maison » par excellence !

Le pigment vert ou « soleil liquide »

Grâce à son apport important en chlorophylle (le pigment vert ou « soleil liquide » contenu dans les feuilles vertes), il va apporter un flot d'oxygène à vos organes, favorisant ainsi le nettoyage du système tout entier et barrant la route aux maladies et infections diverses. Aucune fatigue supplémentaire n'est imposée au système digestif qui se trouve soutenu dans son travail par la « pulvérisation » préalable en microparticules des aliments grâce à l'action du mixage, palliant ainsi l'insuffisance quasi générale de notre mastication.

Que peut-on attendre de plus d'une boisson qui se digère facilement, d'une nourriture complète, convenant à tous les âges, très facile et rapide à préparer et qui entraîne une réduction de la consommation des graisses, des sucres concentrés et raffinés, et du sel ?

Chapitre 1

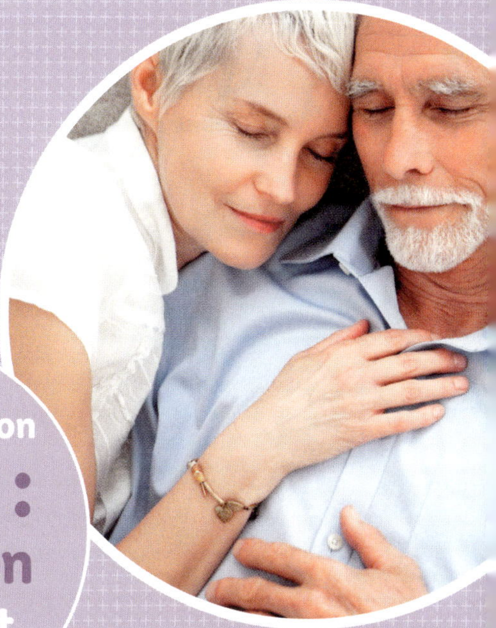

L'alimentation saine : le chaînon manquant

Manger « sain » est devenu un leitmotiv depuis un peu moins d'un siècle, avec l'apparition des notions de diététique destinées à nous enseigner la manière d'élaborer nos repas pour bâtir notre santé…

L'alimentation saine : le chaînon manquant

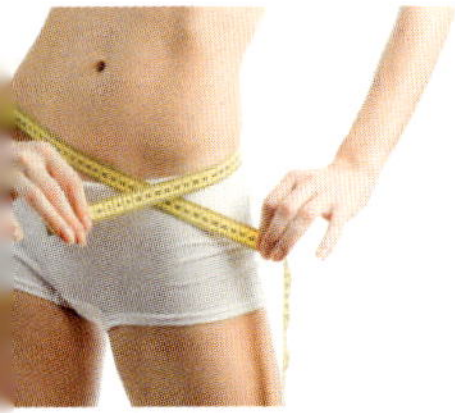

Manger « sain » est devenu un leitmotiv depuis un peu moins d'un siècle, avec l'apparition des notions de diététique destinées à nous enseigner la manière d'élaborer nos repas pour bâtir notre santé… Il semble désormais acquis, après de nombreuses études dans diverses régions du globe sur des populations exceptionnellement saines (régime crétois, d'Okinawa…), qu'un mode alimentaire incluant chaque jour des fruits et légumes en larges quantités soit, entre autres règles, la base inéluctable d'une santé solide. Reste encore à déterminer la façon de consommer ces végétaux de façon attractive et à savoir si certains d'entre eux ne seraient pas à privilégier.

L'auteur américaine Victoria Boutenko s'est fait largement connaître dans de nombreux pays, mais tout particulièrement aux États-Unis, grâce à l'immense succès de son livre **« Green for life »**[1], consacré à l'importance de la verdure dans l'alimentation humaine.

---

1. Ce livre est cours de traduction et devrait bientôt paraître en français.

Quelques années auparavant, suite à de graves problèmes de santé, toute la famille Boutenko avait changé son mode alimentaire du jour au lendemain, passant de l'alimentation standard américaine à une alimentation exclusivement crue et végétalienne. Elle-même, son mari et ses enfants ayant été guéris en quelques mois, Victoria fut convaincue de la justesse de son choix après avoir compris en profondeur l'intérêt de ce régime. Pendant sept ans, tout alla pour le mieux jusqu'au moment où, dit-elle, ils atteignirent une sorte de « palier », lorsque de petits signes semblèrent indiquer que leur santé n'était plus aussi parfaite (reprise de poids, fatigue, baisse du système immunitaire...).

Avec un esprit ouvert, une véritable approche scientifique et toujours convaincue que l'alimentation crue végétalienne était la meilleure pour sa famille, Victoria Boutenko entreprit des recherches intensives partout dans le monde, interrogeant scientifiques, chercheurs, et particuliers. Elle s'aperçut alors que l'élément manquant dans son alimentation et celle de sa famille était **la verdure**. Elle présente d'ailleurs dans son livre des schémas comparatifs de régimes alimentaires très révélateurs quant à l'absence cruciale de cet élément nutritif « vert » dans l'alimentation humaine moderne, tout particulièrement occidentale, fut-elle même crue, végétarienne ou végétalienne !

Après avoir modifié en conséquence le régime familial, et tout en restant fidèle au crudivorisme, les résultats n'ont pas tardé à confirmer ses recherches. La santé des membres de sa famille s'améliora rapidement et durablement.

Chlorophylle

Elle avait bien mis le doigt sur le chaînon manquant : la **chlorophylle**, mettant ainsi ses pas dans ceux du docteur Ann Wigmore qui, quarante ans plus tôt, avait fait la même observation.

1 - La chlorophylle, pour une alimentation haute vitalité

Certains la définissent comme du « soleil liquide ». Il s'agit, pour dire simple, d'un pigment vert présent dans les plantes qui contient des minéraux et des protéines. Si la vie n'est pas possible sans soleil, elle ne l'est pas non plus sans chlorophylle. Ce qui revient à dire qu'en consommant un maximum de chlorophylle, nous donnons un bain de soleil à tous nos organes et cellules internes, en leur apportant l'oxygène indispensable à une bonne santé. Un organisme oxygéné « de l'intérieur » ferme la porte aux maladies qui ne trouvent aucun moyen de s'y installer.

Bactéries aérobies

En effet, les bonnes bactéries, celles qu'on nomme les bactéries aérobies (elles font le ménage à l'intérieur du corps), ont besoin d'oxygène pour se développer. Lorsque cet oxygène est insuffisant les mauvaises bactéries (anaérobies) prennent le dessus, leur développement s'intensifie, causant quantité d'infections et de maladies par la toxicité interne qui s'ensuit.

Le Dr Ann Wigmore, célèbre praticienne de santé et nutritionniste américaine, appelait la chlorophylle le « sang de la plante », elle en parle longuement dans son livre *L'herbe de blé : source de santé et de vitalité*[1].

Le saviez-vous ?

La molécule de chlorophylle ne diffère de celle de l'hémoglobine (le sang humain) que par son atome central : fait de magnésium chez la plante et lui donnant sa couleur verte, il est fait de fer chez l'homme, donnant au sang sa couleur rouge.

1. Paru aux éditions Jouvence en 2001.

Elle affirme que « *la chlorophylle peut nous protéger des cancérigènes mieux que ne pourrait le faire tout autre aliment ou médicament, elle agit en renforçant la résistance des cellules, en détoxiquant le foie et le flux sanguin et en neutralisant chimiquement les éléments pollués* ».

Le Dr Wigmore évoque dans ses écrits certaines recherches japonaises qui prouvent que les enzymes et les acides aminés présents dans les jeunes plants d'herbe désactivent les effets mutagènes et cancérigènes d'une substance trouvée dans le poisson fumé et les viandes grillées au barbecue, de même que les enzymes des herbes neutralisent les toxines de composés azotés des gaz d'échappement des automobiles !

Jus d'herbe de blé

À travers ses expériences et expérimentations, Ann Wigmore confirme que le seul fait d'inclure du **jus d'herbe de blé** (concentré de chlorophylle) dans le régime alimentaire aide à protéger de la pollution et que les enzymes qui semblent les plus efficaces dans la stimulation du système immunitaire sont la superoxyde dismutase (SOD), la protéase, l'amylase et la catalase.

Une autre étude plus récente faite à l'université du Texas montre que le jus d'herbe de blé a un puissant effet antimutagène et présente une capacité à combattre les tumeurs, sans l'habituelle toxicité des médications utilisées à cet effet.

Bon à savoir

Le jus d'herbe de blé est un anti-mutagène.

Toutes ces études semblent confirmées par les résultats étonnants obtenus sur nombre de malades qui incluent une quantité importante de jus d'herbes dans leur programme de retour à la santé.

D'après les témoignages de malades ayant guéri de graves pathologies, trente millilitres de jus d'herbe de blé représenteraient l'équivalent nutritionnel d'un kilo de légumes à feuilles vertes. Quant au Dr Earp-Thomas, associé du Dr Ann Wigmore, il indique que la consommation de sept kilos d'herbe de blé équivaut à 170 kilos de légumes (carottes, laitues, céleris)...

Un autre célèbre médecin américain, le Dr Gabriel Cousens, également psychiatre et nutritionniste riche d'une expérience d'une trentaine d'années dans l'alimentation vivante, rappelle dans son livre

« *Conscious eating* »[1] que la chlorophylle est connue depuis longtemps pour protéger des radiations. Certaines études menées aux États-Unis ont même permis de constater que les aliments contenant beaucoup de chlorophylle réduisaient les effets des radiations de 50 % sur des cobayes. Ceci inclut tous les aliments riches en chlorophylle : choux, légumes à feuilles vertes, spiruline, chlorella, herbe de blé, toutes les pousses, ainsi que l'algue bleu-vert du lac Klamath.

Algue bleu-vert du lac Klamath

Une liste détaillant les qualités de l'herbe de blé, parmi lesquelles ressortent celles de la chlorophylle a été publiée par le Dr Brian Clement, directeur depuis 25 ans de l'Institut Hippocrate de Floride (USA). En voici quelques-unes :

« • *La chlorophylle est le premier produit de la lumière et, par conséquent, contient plus d'énergie lumineuse qu'aucun autre élément.*

• *Le cerveau et tous les tissus du corps fonctionnent à leur maximum dans un environnement hautement oxygéné.*

1. Livre en cours de traduction.

- *La chlorophylle est anti-bactérienne et peut être utilisée dans et hors du corps comme guérisseuse.*
- *La chlorophylle reconstruit la circulation sanguine. L'étude de différents animaux a montré que la chlorophylle est libre de toute toxicité. Le décompte des globules rouges est revenu à la normale en 4 à 5 jours après administration de chlorophylle, même chez les animaux qui étaient reconnus comme extrêmement anémiques ou ayant un taux bas de globules rouges.*
- *La chlorophylle neutralise les toxines dans le corps.*
- *La chlorophylle aide à purifier le foie.*
- *La chlorophylle améliore les problèmes de sucre sanguin…* »

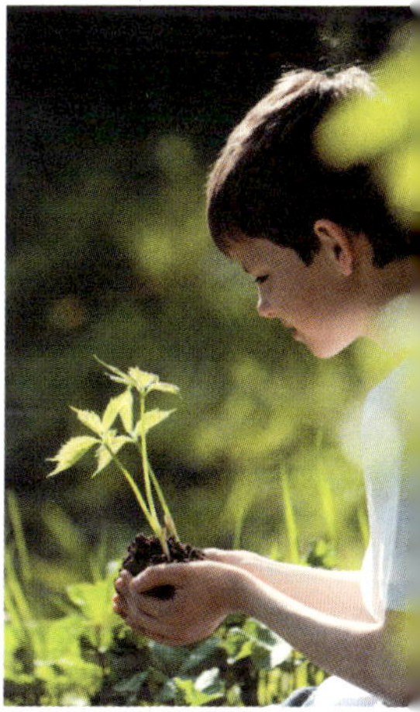

Une telle richesse et un tel pouvoir de guérison ne peuvent laisser indifférent le « chercheur de santé », qui n'aura probablement plus qu'un seul souhait : inclure ce trésor, accessible à tous, dans son alimentation.

2 - Les soupes énergétiques

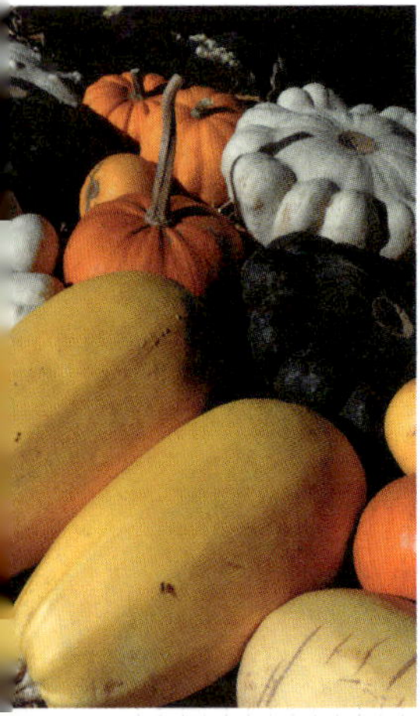

Le Dr Ann Wigmore avait constaté que pour la plupart des occidentaux malnutris que nous sommes, le taux d'acide chlorhydrique dans l'estomac est trop bas pour assurer une digestion complète des aliments, d'autant qu'ils sont presque toujours insuffisamment mastiqués... Elle proposait donc de **mixer des aliments vivants**, de façon à ce que nutriments et enzymes soient faciles à assimiler.

Son « energy soup » ou soupe énergétique, qui fournit du carburant aux cellules et est facile à préparer, se compose dans ses grandes lignes des ingrédients suivants :

- de l'eau ou du Réjuvelac (eau provenant de la fermentation légère de blé germé et destinée à prévenir l'oxydation et à apporter des vitamines B) ainsi que des algues ;
- un fruit non sucré (ex. : tomate, concombre, poivron ou courge[1]) ;
- un fruit doux ;

1. Il est bon, toutefois, de préciser que le programme de santé du Dr Wigmore étant généralement destiné à des patients présentant une pathologie grave ou chronique, il n'incluait ni tomate, ni poivron (famille des solanacées à laquelle certaines personnes sont sensibles).

- du céleri, pour le sel et le potassium ;
- des verdures ;
- de l'avocat (ou banane, ou graines de sésame, ou graines de tournesol), pour épaissir ;
- un fruit râpé ou des morceaux de légumes frais ou encore des morceaux de soupe déshydratée pour la mastication.

Graines germées

Elle proposait également d'ajouter, après mixage complet, une grosse poignée de graines germées (alfalfa par exemple), et de mixer alors à nouveau quelques secondes supplémentaires avant consommation (rapidement pour ne pas détruire toutes les qualités des germes).

On voit bien à sa composition de base que cette soupe énergétique préfigure déjà le « smoothie vert », dont le grand mérite est d'améliorer, d'un point de vue gustatif, cette boisson-repas afin qu'elle soit attractive pour le plus grand nombre et de la présenter aussi comme une boisson-plaisir plutôt que comme une nourriture exclusivement thérapeutique.

3 - Les smoothies verts

Ainsi donc, après avoir découvert l'alimentation crue et avoir totalement changé son mode de vie, toute la famille Boutenko fit des séjours au C.H.I. du Michigan et y découvrit les enseignements de sa créatrice, Ann Wigmore, déjà disparue à cette époque.

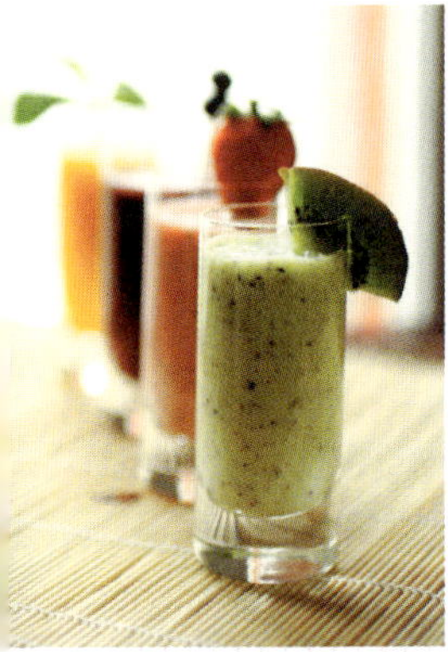

Ayant pris conscience de l'importance de la verdure et de son manque dans son alimentation quotidienne, Victoria Boutenko chercha le moyen d'en inclure davantage dans ses repas. Elle a probablement pensé alors aux « soupes énergétiques » du Dr Wigmore, découvertes lors de ses séjours au C.H.I. (« Creative Health Institute »), sans s'y attarder davantage… tout en retenant l'idée du **mixage** pour en absorber de plus grandes quantités.

En étudiant l'alimentation des chimpanzés (parce qu'ils ont plus de 99 % de gènes en commun avec l'Homme et une résistance naturelle aux maladies à l'état sauvage) qui consomment beaucoup de pousses et feuilles vertes associées à des fruits, Victoria eu l'idée de mixer des légumes-feuilles avec des pommes ou des bananes, afin d'apporter au breuvage obtenu l'odeur dominante et sucrée du fruit... Les smoothies verts étaient nés ! Elle pouvait enfin, ainsi que sa famille, consommer plus de verdures à condition d'y ajouter des fruits parfumés et de mixer le tout, pour en faire des boissons agréables et faciles à consommer.

Une révolution verte venait de se mettre en marche. Victoria voulut confirmer les bienfaits des smoothies verts qu'elle observa sur la santé de ses proches, en tentant une expérience durant un mois avec vingt-sept autres personnes et l'assistance d'un médecin.

Cette expérience intitulée « The Roseburg study », eut pour objectif de constater les effets sur l'organisme de la consommation quotidienne d'un litre de smoothie vert durant un mois, sans rien changer par ailleurs à l'alimentation habituelle. Il s'agissait en particulier de vérifier les changements qui pouvaient intervenir sur le taux d'acide chlorhydrique de l'estomac, et à cet effet un questionnaire fut remis à chaque participant.

Témoignage

La majorité des personnes qui ont participé à l'étude, ont expérimenté un meilleur sommeil, une meilleure digestion et une meilleure élimination

On constata que, sur une courte période (la plupart des expériences de ce type durent de trois à six mois au minimum), 66,7 % des participants avaient expérimenté une nette amélioration de leur taux d'acide chlorhydrique, outre plusieurs autres changements tels que pertes de poids, meilleur sommeil, meilleure digestion, meilleure élimination... et goût accru pour la verdure !

Dans son livre *« Green for life »*, Victoria Boutenko n'hésite pas à affirmer que les feuilles vertes sont les seuls aliments à contenir tous les nutriments dont le corps humain a besoin : *protéines sous forme d'acides aminés* (tous les essentiels s'y retrouvent répartis dans différentes verdures), *minéraux, vitamines...* et, contrairement à ce qui a longtemps (et encore aujourd'hui) été enseigné en nutrition, nul n'est besoin de consommer des protéines complètes à chaque repas ou même chaque jour. Sur plusieurs jours, en veillant à varier ses apports, la combinaison des différents acides aminés consommés permettra la fabrication de protéines adaptées à nos besoins.

4 - Intolérances à la verdure

Le Dr Ritamarie Loscalzo a écrit quelques lignes sur ces intolérances, dont il est prudent de tenir compte et voici ce qu'elle en a identifié :

- **sensibilité aux oxalates** : l'acide oxalique se trouve dans de nombreux végétaux verts. Alors que la plupart des gens l'éliminent facilement, ceux qui ont des intestins poreux et une prédisposition génétique ont des difficultés à s'en débarrasser, ce qui provoque une myriade de symptômes. Pour certains ayant une sensibilité aux oxalates, prendre du citrate de calcium avec des aliments riches en oxalates peut les aider.
- **polymorphisme génétique** qui rend difficile l'expulsion du soufre ou la capacité à l'utiliser de façon bénéfique.
- **sensibilité à l'isothiocyanate** : trouvé chez les crucifères. Certaines personnes ne peuvent le décomposer correctement en raison de processus de détoxification perturbés et la constitution de l'isothiocyanate peut perturber la fonction de la thyroïde. Ce faisant, se supplémenter

en iode et/ou algues riches en iode peut contrebalancer cela.

- **intestins poreux et inflammation des intestins** : les fibres des feuilles vertes peuvent être similaires au papier émeri pour un intestin enflammé, et un mois avec des verdures mixées légèrement cuites et des jus verts peut aider à guérir et à réparer tout en fournissant des masses de nutriments.
- **acidité stomacale basse** qui rend difficile de briser les cellules des verdures sachant que la consommation de verdures augmente la production d'acide stomacal ! Mixer et extraire le jus peut apporter une grande aide.

En cas de doute, consultez un thérapeute, et en attendant usez et abusez de **jus verts** (pas de smoothies afin d'éviter les fibres).

Chapitre 2

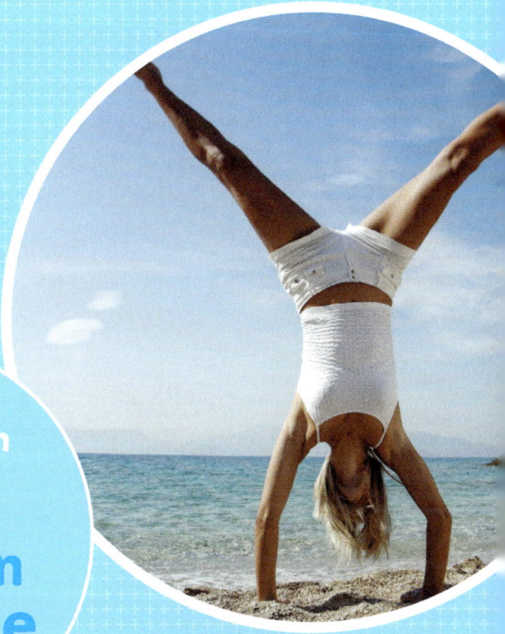

L'alimentation verte : mise en pratique

Une fois accepté le principe de la nécessité de la **verdure** pour un fonctionnement harmonieux de l'ensemble du métabolisme, il est permis de se demander quelle serait la meilleure façon de consommer celle-ci : crue ou cuite ?

L'alimentation verte : mise en pratique

Une fois accepté le principe de la nécessité de la **verdure** pour un fonctionnement harmonieux de l'ensemble du métabolisme, il est permis de se demander quelle serait la meilleure façon de consommer celle-ci : crue ou cuite ?

1 - Vert ? oui, mais cru

Gandhi aurait dit : « **Tout ce qui ne peut pas se manger cru, ne devrait pas se manger cuit.** » La science la plus récente semble bien lui donner raison et dans tous les cas reconnaître la supériorité du cru sur le cuit.

Supériorité du cru sur le cuit

En effet la cuisson aurait pour effet de provoquer les conséquences suivantes, selon l'institut Max Planck situé en Allemagne (Institut pour la recherche en nutrition) :

- perte de 100 % des enzymes ;
- perte de 70 à 80 % des vitamines ;
- perte de la bio disponibilité de 50 % des protéines suite à la transformation subie.

On peut donc s'interroger sur la nécessité avancée par certains nutritionnistes de cuire les aliments plus ou moins toxiques à l'état cru, sous le prétexte qu'ils seraient plus « assimilables » de cette façon, dans la mesure où les aliments consommables crus sont en nombre et variété suffisants pour satisfaire à tous les besoins du corps humain... Il reste bien évidemment le plaisir gustatif résultant d'un conditionnement culturel, géographique, familial..., et sur lequel il vaut mieux ne pas faire l'impasse afin de rendre envisageable et praticable une alimentation saine pour le plus grand nombre d'individus.

La cuisson à haute température, en coagulant les minéraux et protéines complexes, interrompt l'absorption des minéraux, y compris celle du calcium, et détruit la plupart des graisses nutritives en leur créant une structure carcinogène et mutagène (qui produit des changements dans les gènes) tout en produisant des radicaux libres[1].

Le saviez-vous

Le Dr William H. Philpott écrit dans son livre sur le diabète[2] : « *Cuire les aliments* **au-dessus de 47** *°C détruit les enzymes digestives. Quand cela se produit, le pancréas, les glandes salivaires, l'estomac et les intestins doivent fournir les enzymes digestives [...] pour briser toutes ces substances. Le corps doit dérober, pour ainsi dire, des enzymes aux autres glandes, muscles, nerfs et sang pour l'aider dans son processus de digestion. Les glandes – et ceci inclut le pancréas – peuvent éventuellement développer des déficiences d'enzymes parce qu'elles ont été forcées à travailler plus dur en raison du bas niveau d'enzymes trouvées dans l'alimentation cuite... Par conséquent, vos chances de ne pas ajouter un fardeau sur votre pancréas sont meilleures si vous mangez autant de cru que possible.* »

1. D'après le Dr Gabriel Cousens dans son livre : *Rainbow Green Live-Food Cuisine*, North Atlantic Books, 2003.
2. *Victory over Diabetes : A Bio-Ecologic Triumph*, de William H. Philpott et Dwight K. Kalita, Keats Pub Inc, 1991.

Bien que ces théories soient régulièrement contestées, nombre de chercheurs sont d'accord pour affirmer que le potentiel enzymatique de l'individu diminue avec l'âge. D'autre part, nous savons que nous possédons des enzymes métaboliques et des enzymes digestives. Les enzymes métaboliques, chargées de réparer et d'entretenir les différents organes du corps, sont appelées à la rescousse lors de la digestion lorsque les enzymes digestives n'y suffisent plus, abandonnant ainsi leur « poste », pourtant nécessaire au maintien d'un bon état de santé. Or, si l'on admet que les enzymes des aliments que nous consommons sont détruites à 100 % par la cuisson, nous ne pouvons donc faire appel, pour assumer la tâche digestive, qu'à notre propre capital enzymatique, l'épuisant ainsi chaque jour un peu plus.

La nourriture crue présente l'avantage incontestable d'apporter des aliments arrivant avec les enzymes destinées à leur propre digestion, préservant ainsi en grande partie les nôtres.

Thérapie enzymatique

Cette importance des enzymes est d'ailleurs telle qu'une véritable « thérapie enzymatique » a vu le jour et que certaines guérisons, considérées comme miraculeuses, se produisent ici et là, suite à cette consommation d'enzymes.

Au vu de tous ces constats, il semble donc évident et primordial de privilégier la verdure crue pour espérer un meilleur fonctionnement du métabolisme, un soutien du système digestif, et un bénéfice maximum de tous les nutriments absorbés. Il ne s'agit pas seulement de consommer des produits de qualité (par leur fraîcheur et leur mode de production sans produits chimiques), encore faut-il les assimiler pour en retirer quelque profit et ne pas souffrir de déficiences ou carences diverses... qui obligeraient à se tourner finalement avec plus ou moins de bonheur vers toute une batterie de compléments alimentaires.

Enfin, il faut bien reconnaître que la simplicité de la mise en pratique du cru réduit l'effort culinaire à son minimum et va même jusqu'à supprimer les dépenses énergétiques nécessaires pour la cuisson ! Choisir le cru présenterait non seulement un bénéfice physique et individuel mais également environnemental et général : comment ne pas succomber à ce choix ?

2 - Augmenter sa ration de verdure

2.1 - Pourquoi ?

L'alcalinisation

Le corps médical dans son ensemble, ainsi que les nutritionnistes, reconnaissent que les occidentaux actuels souffrent majoritairement d'une hyperacidité, qui est le terrain de toutes les maladies chroniques, mais aussi de bien d'autres (cancer en particulier), si ce n'est... de toutes les maladies.

Plusieurs causes peuvent être invoquées pour justifier cette acidification excessive de nos organismes :

- l'alimentation majoritairement acidifiante ;
- les pollutions chimiques variées (alimentaires et environnementales) ;
- le stress dû au mode de vie, aux émotions mal maîtrisées, au manque de sommeil ;
- le manque d'exercice physique...

Aliments acidifiants

La cause qui semble, au premier abord, la plus simple à évacuer est la cause alimentaire. Observer ce qui est néfaste et le changer : rien n'est plus facile !

Parmi les **aliments acidifiants** (qui n'ont pas forcément un goût « acide »), on trouve la plupart des produits et sous-produits animaux (viande, poisson, produits laitiers, particulièrement le fromage...), la plupart des céréales (raffinées ou non), les noix, les graines, les légumineuses, les sucres, les graisses, les boissons gazeuses, l'alcool... Cela permet déjà de constater l'écrasante majorité des éléments acidifiants dans un repas considéré comme « normal » selon les critères retenus actuellement pour une bonne alimentation, sans oublier les autres acidifiants que sont les médicaments !

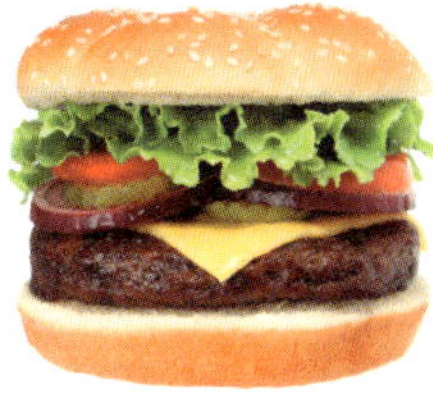

La majorité des nutritionnistes occidentaux admettent que le meilleur équilibre acide base pour le corps peut être obtenu avec 80 % d'aliments alcalinisants et 20 % d'aliments acidifiants, afin de permettre au corps de résister efficacement aux maladies. Dans d'autres traditions, les pourcentages admis sont de 70 % d'alcalinisants pour 30 % d'acidifiants.

Lorsque le corps devient trop acide et le reste longtemps, les dégradations commencent :

- le fonctionnement cellulaire est entravé ;
- des troubles divers s'installent (arthrite, allergies diverses, coma diabétique) ;

- les fonctions mentales ralentissent et sont moins efficaces,
- le système immunitaire s'affaiblit...

Nous constatons, au vu de nos modes de vie actuels et du fonctionnement du corps humain, que notre attention doit se porter essentiellement sur **la recherche de l'alcalinisation de nos organismes**, tout en gardant à l'esprit que c'est l'équilibre acide-base (acide-alcalin) qui importe.

S'il appartient à chacun de faire de son mieux pour lutter contre le stress et l'acidification en apprenant à gérer ses émotions grâce à l'éventail des diverses approches actuellement proposées (psychologie, développement personnel, yoga...), en soignant et en choisissant son environnement autant que faire se peut, il semble relativement plus facile pour tous de commencer à entreprendre une modification en agissant sur le choix des aliments destinés à constituer les repas.

Pour cela il suffit de savoir ce qui est alcalinisant :

- tous les végétaux/légumes, en particulier les feuilles vertes ;

- le sel (à consommer avec grande modération cependant) ;
- et les condiments salés comme le miso ;
- les fruits.

Il est prudent de préciser que chaque organisme étant unique et chacun réagissant à sa manière et avec sa constitution, l'effet de chaque aliment peut être différent selon les individus.

En dehors des feuilles vertes et des légumes qui s'avèrent être alcalinisants pour tous, l'effet des autres aliments devrait idéalement être contrôlé par chacun (en particulier les fruits qui, même très mûrs et frais cueillis, sont acidifiants sur certains organismes).

La consommation de verdures participe par conséquent à cette alcalinisation dont notre alimentation a tant besoin pour nous aider à maintenir une santé optimale.

Les enzymes

Notre besoin d'enzymes apparaît tellement vital, que si nous avons

Trucs et astuces

Une technique simple consiste à tremper dans l'urine des bandelettes (à acheter en pharmacie ou en magasin bio) et, selon la couleur obtenue sur la substance réactive, on constatera l'acidité ou l'alcalinité. Ces contrôles doivent se faire à diverses heures de la journée puisque le matin, le corps évacuant les acides, le résultat peut afficher un pH inférieur à 6, alors qu'au cours de la journée, l'alcalinisation doit se manifester par un pH égal ou proche de 7. Il est préférable de faire une moyenne sur plusieurs jours pour un résultat plus fiable.

l'opportunité de consommer des aliments qui en sont riches, notre choix devrait en toute logique se porter sur eux puisque la verdure, pour autant qu'elle soit consommée crue, arrivera dans notre système digestif avec ses enzymes encore actives, soulageant ainsi notre organisme dans son travail d'assimilation.

La chlorophylle

Oxygéner le sang

Pour espérer maintenir un état de santé florissant, il est essentiel d'oxygéner le sang. Nous connaissons diverses façons d'oxygéner notre corps par l'intérieur : l'exercice physique en est la principale, surtout la respiration profonde et consciente qui l'accompagne et qui pourrait être pratiquée plusieurs fois par jour, en tous lieux, en toutes saisons et à tout âge.

Mais, une autre façon extrêmement efficace et disponible pour tous d'oxygéner le sang est celle que nous offre la chlorophylle, comme nous l'avons vu dans le chapitre I.

Les feuilles vertes sont des pourvoyeuses inestimables de cette chlorophylle qui apporte véritablement du soleil dans le corps et de la vie aux cellules.

Le saviez-vous

Les protéines sont formées à partir des acides aminés.

Les protéines

S'il est une question à laquelle les végétariens (et plus encore les végétaliens) sont habitués, c'est bien la suivante : *Mais où trouvez-vous donc vos protéines ?*

Pour y répondre il faut tout d'abord rappeler que c'est à partir des acides aminés que sont formées les protéines.

Le raisonnement habituel veut que si les huit acides aminés dits « essentiels » (le corps ne peut pas les fabriquer lui-même), ne sont pas réunis en un même repas, les protéines absorbées sont dites « incomplètes ». Or, au regard de l'observation des effets de l'alimentation exclusivement végétale sur le long terme (travaux du Dr Gabriel Cousens entre autres), il s'avère que ce raisonnement est erroné puisqu'il suffirait que ces acides aminés soient consommés séparément, sur plusieurs jours consécutifs, pour que le corps fabrique les protéines dont il a besoin.

Huit acides aminés dits « essentiels »

La richesse protéinique des végétaux est largement évoquée par le Pr Campbell dans son livre *Le rapport Campbell*[1], où il

1. Paru aux éditions Ariane en 2008. Voir le chapitre : « *Une histoire de protéines* ».

indique que les preuves abondent en faveur des protéines végétales, dites pourtant de « basse qualité », comme étant le type le plus sain de protéines.

On comprend mieux alors comment des animaux comme les vaches, les chevaux ou les hippopotames peuvent fabriquer leurs protéines et leurs muscles avec les végétaux dont ils se nourrissent exclusivement, et aussi comment un athlète olympique d'aussi haut niveau que Carl Lewis dit avoir connu ses meilleurs résultats lorsqu'il consomma une alimentation exclusivement végétale.

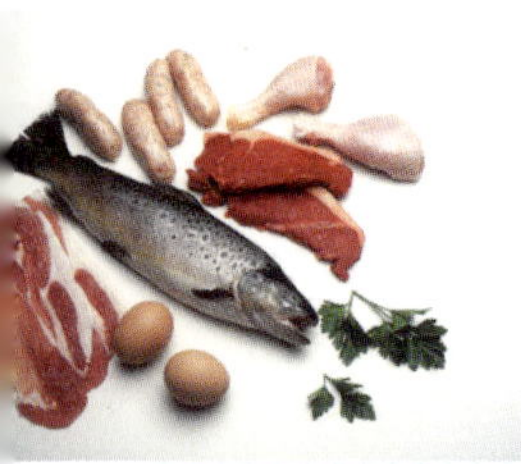

Les protéines souvent évoquées comme indispensables pour la santé font généralement référence aux protéines *complètes*, c'est-à-dire aussi *concentrées*. Elles sont toujours d'origine animale, et ont été fabriquées par des animaux pour leur propre corps, à partir de ce qu'on pourrait appeler les protéines *incomplètes* que sont les acides aminés.

Les verdures contiennent l'ensemble des acides aminés essentiels (et aussi les autres), mais ceux-ci ne sont pas tous présents dans une même variété de verdure. Cela implique la nécessité impérative de varier sa consommation de verdures pour trouver tous les acides aminés qui permettront à notre corps de fabriquer les protéines qui lui sont nécessaires.

En choisissant sa source de protéines dans les verdures, le corps aura, par conséquent, un travail simplifié comparé à celui qu'il doit faire pour décomposer en acides aminés les protéines *complètes* afin de les recomposer en protéines nécessaires au corps humain. Le soulagement de la charge de travail sur le système digestif devient évident et pourrait expliquer, au moins partiellement, les résultats expérimentés par certains athlètes.

Le contenu en protéines des verdures est évalué à 40 % (il s'agit toujours ici évidemment d'acides aminés), ce qui fait d'elles les championnes toutes catégories (20 % pour la chair animale) des composants en acides aminés.

Protéines *complètes*

On comprend ainsi mieux pourquoi une alimentation, surtout végétarienne ou végétalienne, peut être carencée si les verdures n'ont pas la place principale qui devrait leur revenir.

Au vu de ces divers éléments, il apparaît à l'évidence souhaitable d'augmenter sa ration de verdure quotidienne !

2.2 - Comment augmenter sa ration de verdure ?

Ayant bien compris le rôle important, sinon primordial, de la verdure dans l'alimentation pour la construction d'une santé solide et florissante, comment pouvons-nous la consommer en quantité suffisante, sans en être écœuré et sans passer trop de temps en cuisine ?

Les salades : Avantages et inconvénients

Nos habitudes culinaires actuelles nous présentent essentiellement la verdure sous forme de salades, les autres maigres verdures (épinards, choux... quand il y en a dans un repas) étant toujours servies cuites.

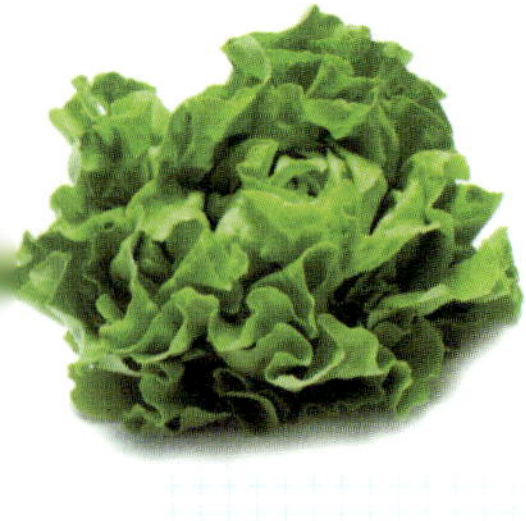

Qu'en est-il donc des salades vertes ? Si l'on considère que plus les feuilles vertes sont de couleur foncée, plus nutritive est la plante : peu de salades remplissent le critère ! La pâlotte laitue ou la blanche endive semblent bien loin de pouvoir le satisfaire... Pourtant de nombreuses feuilles vertes méritent d'être accueillies dans une salade somptueusement nutritive : la romaine, la mâche, le cresson, les épinards, les fanes diverses (de navets, de radis...), le persil, etc.

Il faudra alors en consommer un grand saladier par personne pour espérer satisfaire vos besoins nutritionnels si vous êtes végétalien ou végétarien. Cependant, pour que les nutriments soient correctement assimilés, cela suppose une mastication très efficace et/ou un estomac pourvoyeur de suffisamment d'acide chlorhydrique pour en assurer la **pulvérisation** maximale.

S'il n'en reste pas moins vrai que les salades sont une nourriture excellente à ajouter à son alimentation et à privilégier en début de repas (plutôt qu'à la fin), il ressort que nos besoins de verdure sont tels qu'une ou deux salades par jour ne suffiront pas à fournir tous les éléments attendus par notre organisme.

Les smoothies : avantages et inconvénients

Quel moyen permettrait donc d'augmenter les quantités de verdures absorbées tout en augmentant la quantité des nutriments assimilés ? Réponse : **les smoothies verts**, qui, outre leur richesse nutritionnelle, présentent les avantages suivants :

- **Une facilité d'assimilation.**

Apport maximum de nutriments

En effet, les composants étant réduits en purée plus fine que ne saurait le faire l'estomac le plus efficace, le travail du système digestif est réduit à son minimum, tout en permettant un apport maximum de nutriments.

- **Une quantité importante de verdures peut être absorbée en une seule boisson.**

Une quantité équivalente sous forme de salade exigerait une longue mastication et beaucoup de temps (l'ingrédient qui manque en général le plus à notre époque...).

- **Une rapidité et une simplicité d'exécution.**

Trucs et astuces

Plus la feuille verte est foncée, plus elle est nutritive.

Les fruits sont rapidement lavés et peuvent être, pour la plupart, s'ils sont de culture biologique, utilisés avec leur peau et même avec leurs pépins (pommes en particulier). Les diverses feuilles peuvent être préparées et placées dans des sacs zippés au réfrigérateur si on prend soin de les laver dès leur achat ou leur cueillette.

- **Une facilité de transport**.

Les fibres qu'ils contiennent permettant de réduire l'oxydation, on peut les conserver avec leurs nutriments actifs jusqu'à trois jours maximum, ce qui permet de les transporter dans un thermos (avec un ou deux glaçons) lors de déplacements ou pour la journée de travail.

- **Une transformation en snacks ou en-cas.**

Les restes d'un smoothie vert un peu épais peuvent être déposés sous forme de petites crêpes, sur les feuilles d'un plateau de déshydrateur[1], en les versant directement à partir du blender, et être ensuite conservés très longtemps dans des bocaux ou sachets fermés hermétiquement.

Le petit plus

Pour les randonnées ou divers déplacements, ils constituent une nourriture de qualité, légère à transporter et facile à consommer.

Quant aux inconvénients, parfois évoqués, ils tiennent bien évidemment au fait que les aliments étant mixés, ils

1. Cet appareil très utile permet de sécher lentement et à basse température de nombreux aliments.

ne sont plus dans leur état « naturel » et perdent forcément quelques qualités dans l'opération (en particulier la vitamine C, qui va se trouver largement réduite au fil des heures alors que les divers phytonutriments exposés à l'air par le mixage diminueront également). L'alimentation actuelle étant, dans l'ensemble, assez désastreuse pour la santé, ce relatif inconvénient est bien maigre en comparaison de l'amélioration importante que les smoothies verts apportent à la qualité de la nutrition sans toutefois trop bousculer nos habitudes. En effet, dans un premier temps, il n'est pas nécessaire de **remplacer** nos mauvaises habitudes alimentaires mais **d'y ajouter un élément bénéfique**, ce qui est plus facilement accepté, même par les enfants ou les personnes âgées. Tout en sachant cependant qu'un smoothie vert peut sans problème et avec bonheur remplacer un repas !

Ajouter un élément bénéfique

Jus ou smoothies ?

Il est courant de confondre jus et smoothies et on peut se demander quelle est la différence entre les deux. Les jus sont obtenus en extrayant le liquide des fruits ou légumes dont on a éliminé les fibres, alors que dans les smoothies, au contraire, les fibres sont conservées puisqu'il n'y a pas extraction mais pulvérisation de l'ensemble.

Devrions-nous, dans le cadre d'un régime de santé, privilégier l'un au détriment de l'autre ? Et si oui, lequel ? Notre réponse est fédératrice : les deux ont leur utilité et ont chacun de bonnes raisons d'être inclus dans une alimentation pourvoyeuse d'énergie.

Bon à savoir

Les fibres permettent de réguler le taux de sucre.

Nous avons tous besoin de fibres pour assurer, d'une part, un bon fonctionnement intestinal – elles sont le « balai » indispensable pour évacuer les déchets -, et d'autre part, les fibres permettent de réguler le taux de sucre, ce qui est précieux, surtout pour ceux qui ont des problèmes avec leur métabolisme (diabète, triglycérides...). L'apport de fibres réduit également le taux de cholestérol et permet aussi de prévenir l'apparition de calculs. Les fibres ont un effet rassasiant et contiennent des antioxydants fort utiles contre toutes sortes de dégradations conduisant à la maladie. Ces fibres sont justement présentes dans les **smoothies verts**.

Cependant, certains intestins fragiles (maladie de Crohn en particulier), ne peuvent pas tolérer les fibres, ce qui les prive d'un apport important de nutriments. Un cercle vicieux s'installe donc : moins de nutriments, plus de fragilité, plus de fragilité, moins de nutriments...

Maladie de Crohn

Il est très important dans ces cas difficiles d'apporter à l'organisme un maximum d'une nourriture de qualité. **Les jus** peuvent alors remplir ce rôle en renforçant l'organisme et en lui permettant de renforcer peu à peu ses propres défenses et ses capacités d'assimilation. Après une période dont la longueur serait à définir avec un thérapeute avisé[1], les intestins peuvent tolérer l'apport de fibres broyées, comme elles le sont dans les smoothies.

Dans ce type de pathologies, jus et smoothies se complètent donc et peuvent être des étapes transitoires vers une alimentation solide, « normale » et plus saine.

---

1. David Klein, *Self healing, Colitis & Crohn's*, ed. Colitis & Crohn's Health Recovery Center, 2009. Paul Nison, *Healing inflammatory bowel disease,* ed. 343 Publishing Company, 2008.

3 - Les smoothies verts dans l'alimentation

3.1 - Pour qui?

Les enfants

Tous les parents ou presque ont expérimenté le refus obstiné de leurs enfants de manger salades, choux, épinards (les mal-aimés !) ou autres végétaux trop verts à leurs yeux... Et pourtant, ils savent bien en général qu'il est bon pour leurs petits de consommer ces aliments parce qu'ils leur apportent des nutriments précieux pour une croissance harmonieuse et épanouie.

Le saviez-vous

Les fanes de betteraves ou du pissenlit contiennent plus de calcium que le lait animal, et son assimilation dans le corps est plus facile.

En effet, toutes les feuilles vertes sont riches en minéraux. Prenons l'exemple des fanes de betteraves ou du pissenlit qui contiennent plus de calcium que le lait animal, et dont l'assimilation est plus facile par le corps. De nombreuses autres feuilles vertes sont également riches en calcium.

Il faut aussi ajouter à cette richesse verte, les vitamines innombrables dont l'importante vitamine C. Un exemple : à poids égal, le brocoli fournit le double de la Vitamine C contenue dans une orange.

Alors, comment faire consommer cette verdure en quantité suffisante aux enfants rétifs qui n'en apprécient pas le goût ? L'une des solutions se trouve dans les smoothies verts.

Quelques astuces pour parvenir à vos fins :

- Pour masquer totalement le goût de la verdure, composer le breuvage avec suffisamment de fruits doux et sucrés. Certaines feuilles ont un goût très peu marqué et il serait judicieux de les utiliser pour commencer vos essais : épinards, mâche, salade romaine, par exemple.
- Goûtez votre création pour vous assurer qu'elle sera attrayante aux papilles des testeurs. Choisissez éventuellement de mettre peu de verdure, l'essentiel étant de commencer et d'apprivoiser les palais. Par la suite vous augmenterez prudemment les quantités.
- Si la douceur annoncée vous paraît insuffisante pour encourager les plus rebelles et les plus allergiques au *vert*, il pourrait être amusant de prévoir, sous la forme d'un jeu auquel vous pouvez inviter les petits copains et copines, une dégustation

à l'aveugle, les yeux bandés, en cachant soigneusement le smoothie dans une chope opaque chapeautée d'un couvercle et munie d'une paille. Vous ne manquerez pas de voir la surprise des enfants lorsqu'ils découvriront la couleur et la composition de ce qu'ils ont aimé !

- Il vaut mieux prévoir lors des premières dégustations au moins deux variétés de smoothies ayant des saveurs assez différentes, pour qu'au moins l'un des deux soit apprécié. Et cela augmentera le plaisir de la découverte !
- Quand vos enfants auront pris le goût des smoothies verts, emmenez-les faire une cueillette de feuilles dans la nature : ils connaîtront leur environnement et de plus vous aurez passé un précieux moment de partage avec eux.

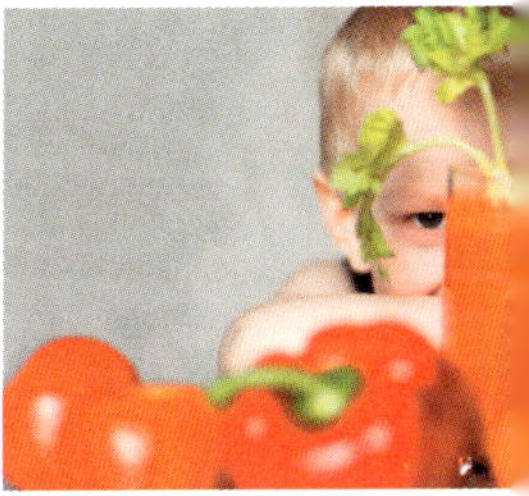

En donnant à vos enfants le goût de la verdure, vous leur offrirez un passeport santé pour le reste de leur vie. En effet, *plus on consomme de vert, plus on a envie d'en consommer...* Leurs cellules étant nourries avec ce dont elles ont *réellement* besoin, ces enfants n'auront plus les pulsions incontrôlables qui les poussent à se jeter sur la *mal bouffe* et sur le sucre en particulier.

Les adultes

Si, pour une part de la population de la planète, le confort matériel s'est amélioré dans d'énormes proportions, l'environnement dans lequel nous évoluons en diminue très largement les avantages. Personne ne saurait ignorer la pollution de l'air que nous respirons, de l'eau que nous buvons, et des aliments que nous consommons.

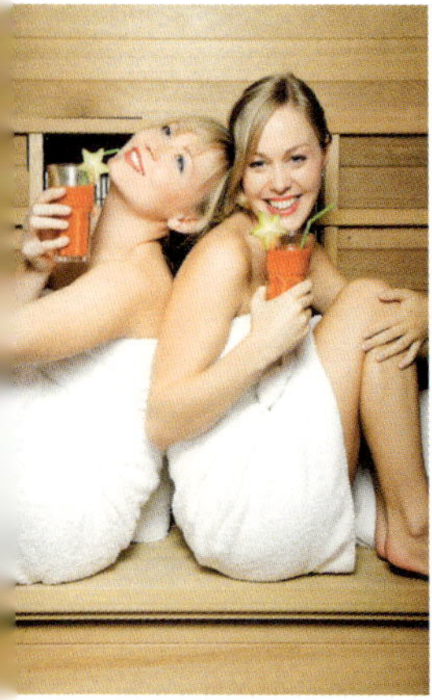

Les modes de vie dits « à l'occidentale » ont abouti à une transformation de la vie familiale : les femmes travaillent à l'extérieur du foyer ou ont des activités diverses et multiples qui leur imposent souvent deux journées d'activité en une. Certains hommes partagent ce surcroît d'activité. Tous sont soumis au stress résultant d'un emploi du temps surchargé.

Quel temps reste-t-il pour prendre soin de sa santé ? Outre l'exercice, élément indispensable parmi quelques autres dans une panoplie de santé, que serait-il possible de faire en ce qui concerne l'alimentation, sans ajouter du temps à celui qu'exige la moindre des préparations culinaires ?

Cette fois encore la solution pourrait bien se trouver dans les smoothies verts ! On peut énumérer toutes les raisons qu'aurait un adulte d'ajouter ce breuvage à son alimentation quotidienne :

- la préparation des smoothies verts ne demande qu'un peu d'organisation, et aucune recette ne peut être plus rapide à faire ;
- la vaisselle à faire après sa réalisation se résume à passer le blender sous l'eau : 2 minutes suffisent ;
- on peut l'emmener facilement dans tous ses déplacements, dans une bouteille thermos ;
- l'alcalinisation qui résultera de sa consommation participera à un état de calme intérieur, permettant de mieux résister aux divers stress évoqués précédemment ;
- tous les bénéfices résultant d'une nourriture en profondeur des cellules se répercuteront sur l'efficacité à gérer ses obligations quotidiennes, professionnelles et/ou familiales ;
- un approvisionnement adéquat en nutriments permet de plus de maîtriser et/ou d'éliminer les envies obsédantes d'aliments néfastes (trop sucrés, trop salés,

Bouteille thermos

trop cuits, trop gras...), sans aucun sentiment de frustration puisqu'il n'y a pas privation...

Les personnes âgées

Il est possible d'augurer des résultats bénéfiques apportés par la consommation de smoothies verts, tels que :

Meilleur sommeil meilleure digestion

- meilleur sommeil ;
- meilleure digestion ;
- douleurs atténuées ;
- taux sanguins améliorés, permettant de réduire et peut-être même de supprimer, certaines prises de médicaments.

On ne peut alors s'empêcher d'évoquer, tout particulièrement dans ce cas, le précepte d'Hippocrate : « *Que l'aliment soit ton médicament !* »

Les malades

L'introduction des smoothies verts apportera aux malades tous les avantages énumérés précédemment :

- une digestion facilitée au maximum par la pulvérisation des éléments les composant, économisant ainsi l'énergie nécessaire pour la guérison ;
- un apport de fibres facilitant le transit ;

- une nutrition riche apportant le maximum requis pour la restauration de la santé...

3.2 – À quelle fréquence consommer des smoothies verts ?

Comme pour les repas, l'intérêt d'un rythme régulier dans la consommation des smoothies verts est d'inciter l'estomac à produire les sucs digestifs facilitant la digestion.

Attention

Si les repas ne sont jamais pris à la même heure, la production de ces sucs digestifs est perturbée et n'intervient pas au moment judicieux compliquant ainsi l'assimilation des nutriments.

Dans le cadre de vos habitudes, vous pouvez :

- choisir de remplacer votre petit-déjeuner par un smoothie vert ;
- consommer votre smoothie en plusieurs fois, en guise de snack, en milieu de matinée et en milieu d'après-midi, si vous ne souhaitez pas changer le type d'aliments constituants vos repas principaux ;
- faire votre déjeuner ou votre dîner avec un smoothie vert ;
- consommer tous les jours des smoothies verts (ce qui est très recommandé).

L'important est de ne pas perturber complètement vos rythmes de repas, qu'ils soient faits de smoothies verts ou d'autres aliments. Les heures choisies pour s'alimenter dépendent en général de chacun, de ses habitudes, de sa faim, de son rythme de vie, de son occupation professionnelle ou familiale. Il suffit de s'adapter.

3.3 – En quelles quantités ?

La quantité de smoothie vert consommée dépendra du moment de la consommation, de votre capacité stomacale et de votre appétit.

Les quantités pourraient s'évaluer de la façon suivante :

- Si vous êtes habitué à prendre de toutes petites portions de nourriture en plusieurs fois dans la journée, vous appliquerez le même principe aux smoothies verts. Il ne s'agit pas de se gaver !
- Si vous absorbez des quantités correspondant à la « moyenne » de la population, et que vous choisissez d'en faire votre petit-déjeuner, votre déjeuner ou votre dîner, vous pourrez en prendre un litre sans problème, et peut-être plus : vous êtes seul juge. Cette nourriture très nutritive pourra vous tenir facilement en forme et sans avoir faim, d'un repas à l'autre.

- Si vous consommez les smoothies verts en guise de snacks, vous verrez si un verre ou deux (ce qui correspond à 25/30 cl et 50/60 cl) suffisent à satisfaire votre faim.

Sachez simplement que si vous respectez la composition fruits/feuilles, **sans ajout d'aucune autre sorte** (purée d'oléagineux, graines, noix ou fruits secs) l'apport calorique sera beaucoup moins élevé qu'avec un repas traditionnel. Selon la dépense physique que vous prévoyez, vous pourrez donc en boire un volume plus important que celui d'un repas, sans risquer de dépasser vos besoins. La sensation de satiété, seule, vous arrêtera.

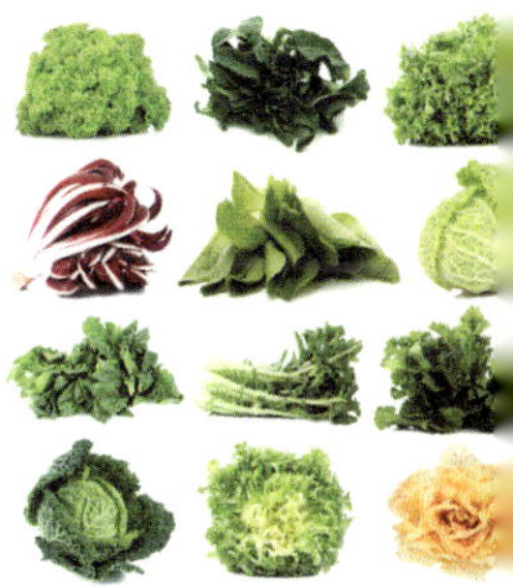

Même s'il s'agit d'une boisson, il est fortement recommandé de *mastiquer* chaque gorgée, pour activer une salivation qui participera à faciliter la digestion.

3.4 - Quelles feuilles choisir pour préparer un smoothie vert ?

Toutes les feuilles vertes comestibles peuvent être utilisées avec bonheur dans les smoothies verts, mais on peut toutefois préciser quelques critères prioritaires.

Trucs et astuces

Choisissez les feuilles les plus foncées possible, leur couleur signant leur richesse en chlorophylle.

Les feuilles doivent être, de préférence, d'origine **biologique,** ou bien **sauvage** si vous êtes sûr de la qualité de l'environnement dans lequel elles ont poussé. **Le mieux est qu'elles soient consommées rapidement après la cueillette**.

Voici une liste non exhaustive de différentes verdures à utiliser dans les smoothies verts :

- toutes les fanes (de carottes, betteraves, navets, radis...) ;
- les feuilles de bettes (ou blettes), poirées, chou-rave, choux divers ;
- les salades (les plus vertes) : romaine, mâche, roquette, frisée, feuille de chêne ;
- les herbes aromatiques : basilic, menthe, coriandre, aneth, estragon, cerfeuil ;
- le persil ;
- les épinards ;
- le cresson ;
- les feuilles de céleri...

Et bien sûr toute la verdure sauvage disponible pour tous selon la saison :

- orties ;
- pissenlit ;
- lamier ;
- bourrache ;

- mauve ;
- violette ;
- ail des ours ;
- consoude ;
- alliaire ;
- lierre terrestre ;
- pourpier ;
- chénopode ;
- amarante ;
- laiteron ;
- plantain ;
- pimprenelle ;
- trèfle ;
- jeunes feuilles d'arbres divers...

Attention

Soyez prudents ! Assurez-vous que votre cueillette ne contient pas d'éléments toxiques et dans le doute, renoncez.

Pour cette catégorie de verdure nous vous suggérons de vous éduquer avec d'excellents livres sur le sujet. *La Prudence étant mère de la Sûreté*, assurez-vous que votre cueillette ne contient pas d'éléments toxiques et dans le doute, renoncez à ces feuilles qui vous tentent. La meilleure solution serait de vous informer sur les promenades botaniques existant dans votre région. Il y en a un peu partout organisées par des associations et animées par des connaisseurs qui guideront vos premiers pas[1].

1. Voir par exemple avec François Couplan. Son site : http://www.couplan.com/

Sachez aussi que les plantes qui ont commencé à fructifier (c'est-à-dire qui, en prévision de la fabrication de fruits et de graines pour leur reproduction, sont en train de former des fleurs), mettront le maximum de leur potentiel nutritif dans ces fleurs au détriment des feuilles. Si vous cueillez tout de même les feuilles, ajoutez-y les fleurs !

Votre jardin intérieur… comment récolter des pousses vertes ?

Vous pouvez aussi utiliser des verdures de première qualité que vous ferez pousser dans des plateaux, à la maison. Il suffit d'un peu de bon compost, d'un peu d'espace ou d'étagères recevant la lumière du jour, d'arrosages et de patience.

Selon les graines comptez environ une semaine avant de faucher. Les graines de tournesol (avec leurs coques : comme pour les oiseaux) que vous choisirez d'origine biologique, sont excellentes pour cet usage :

- les faire tremper une nuit ;
- les mettre à égoutter dans un sac à lait végétal ou encore dans un bocal recouvert d'une mousseline tenue par un élastique, que vous retournerez en biais sur un égouttoir à vaisselle par exemple ;
- les passer sous l'eau matin et soir et remettre à égoutter ;
- quand les germes apparaissent vous pouvez les répartir sur votre plateau de compost, et les recouvrir d'une très fine couche de compost ;
- surveillez et arrosez si nécessaire ;
- lorsque les pousses ont atteint environ 10 cm, elles ont à ce moment-là deux petites feuilles qui sont nées et vous pouvez couper les pousses juste au-dessus du compost.

Ces excellentes verdures seront toujours à votre disposition, au maximum de leur fraîcheur, aussi bien pour un smoothie que pour une salade !

Varier les feuilles

Il est d'une **importance majeure de varier les feuilles**. Toutes ont des composants différents et toutes contiennent, comme quasiment tous les végétaux, de petites quantités d'alcaloïdes (toxiques), inoffensifs à de tels taux, et qui n'ont alors qu'un intérêt pour le consommateur : celui de stimuler son système immunitaire. Cependant, si vous consommez des jours durant, la même variété de feuilles, vous favorisez :

- d'une part l'accumulation de ces alcaloïdes qui pourront provoquer quelques troubles (par exemple l'acide oxalique des épinards ou du chénopode...), parce que votre corps peinera à éliminer cette trop grande quantité de toxiques ;
- d'autre part l'apparition de carences, possibles et probables, si votre alimentation n'est pas suffisamment variée par ailleurs, puisque vous n'assimilerez que les nutriments offerts par cette variété.

3.5 - Tableaux nutritionnels

À l'heure actuelle, l'importance vitale des feuilles vertes dans l'alimentation n'a pas suffisamment été mise en lumière par des études scientifiques et auprès du « grand public » : qui sait par exemple que **les fanes de carottes sont plus riches en nutriments que la carotte elle-même** ?

Quelques taux de nutriments apportés par les feuilles vertes (pour 100 gr de produit**) :**

	Protéines (g)	Calcium (mg)	Magnésium (mg)	Fer (mg)	Vit C (mg)
AJR*	40 à 70	800	300	14	60
Chénopode	Indisponible	280,6	30,8	1,08	72,6
Chicorée frisée	1,5	63	21,5	0,82	15,4
Chou	1,3	47	15	0,6	51
Épinard	2,3	81	50	4	20
Mâche	2,5	96,6	29,1	1,99	50
Menthe	3	199	63	11,9	13,3
Ortie	4,6 à 8	60 à 3240	7 à 399	7,8 à 13,4	18,8 à 350
Persil	2,97	138	50	6,2	133
Pissenlit	2,7	150	36	3,10	37
Romaine	1,41	30	8,67	0,95	17,7

** Apports journaliers recommandés, à moduler en fonction du sexe, de l'âge, de l'activité… et qui changent également selon les sources consultées !*

La supériorité nutritive des plantes sauvages

On peut observer dans la liste ci-dessus que les feuilles sauvages (chénopode, pissenlit, ortie) présentent un taux de calcium très nettement supérieur aux autres, exception faite de la menthe. C'est le cas de toutes les feuilles sauvages, plus riches en minéraux et vitamines que celles qui sont cultivées, et qui sont donc à privilégier et à ajouter autant que possible dans tous vos smoothies verts !

Les besoins en protéines et en calcium

Les besoins en protéines (selon les AJR) s'avèrent aujourd'hui de plus en plus surévalués, et certains scientifiques commencent à se demander si notre corps ne s'épuise pas avec des excès de protéines, tout en se privant par la même occasion de son calcium.

> **Le saviez-vous**
>
> Les feuilles sauvages présentent un taux de calcium très nettement supérieur aux autres.

Ce qui compte, c'est d'absorber des protéines de qualité, c'est-à-dire **d'origine végétale** puisque celles-ci sont intégralement assimilables sans fatigue métabolique… Elles sont loin d'être les protéines que certains ont bien voulu qualifier de *pauvres* !

Quant à la vitamine K, elle se trouve **essentiellement dans les feuilles vertes** qui en sont les principales pourvoyeuses. Or, une déficience en vitamine K peut aboutir

Témoignage

Pour ce qui est de l'ostéoporose, Nathan Pritikin[1] rapporte que *les femmes africaines Bantoues prennent seulement 350 mg de calcium par jour. Elles portent neuf enfants durant leur vie et les allaitent pendant deux ans. Elles n'ont jamais de déficience en calcium, se cassent rarement un os, perdent rarement une dent. Leurs enfants grandissent solides et épanouis. Elles ont un régime à basses protéines qui ne rejette pas le calcium de leur corps... Tout est lié directement à la quantité de protéines que vous mangez.*

à des problèmes de destruction ou de diminution du cartilage partout dans le corps d'où une progression des problèmes articulaires... Son manque a également été lié à de très nombreux autres problèmes tels que les hémorragies, l'ostéoporose, les anomalies cardiaques, les troubles de la croissance...[2]

On remarque tout de suite dans le tableau ci-après la différence énorme du contenu en sucre des racines par rapport aux feuilles. Ce sucre aurait comme effet d'être l'appât des micro-organismes du sol permettant ainsi à la plante d'être approvisionnée en minéraux qui se fixeront ensuite dans toute la plante, et en particulier dans les feuilles. L'intelligence de la nature permet ce circuit permanent d'échange entre minéral et végétal.

---

1. Rapporté par Alissa Cohen dans son livre *Living on Live food*. Nathan Pritikin a mis au point dans les années 60 un régime reconnu comme efficace contre les maladies cardio-vasculaires et pour la perte de poids.
2. http://www.ctds.info/vitamink.html.

Les différences nutritives entre racines et feuilles[1] pour 100 gr de produit :

	Racines	Feuilles
Betteraves		
• Protéines (g)	1,61	2,20
• Sucre (g)	6,76	0,50
• Calcium (mg)	16	117
• Fer (mg)	0,80	2,57
• Magnésium (mg)	23	70
• Potassium (mg)	325	762
• Zinc (mg)	0,35	0,38
• Vit. A (UI)	33	6326
• Vit. K (mcg)	0,20	400
Navets		
• Protéines (g)	0,90	1,50
• Sucre (g)	3,80	0,81
• Calcium (mg)	30	190
• Fer (mg)	0,30	1,10
• Magnésium (mg)	11	31
• Potassium (mg)	191	296
• Zinc (mg)	0,27	0,19
• Vit. A (UI)	0	0
• Vit. K (mcg)	0,10	251
Persil tubéreux		
• Protéines (g)	1,20	2,97
• Sucre (g)	4,80	0,85
• Calcium (mg)	36	138
• Fer (mg)	0,59	6,20
• Magnésium (mg)	29	50
• Potassium (mg)	375	554
• Zinc (mg)	0,59	1,07
• Vit. A (UI)	0	8424
• Vit. K (mcg)	22,50	1 640

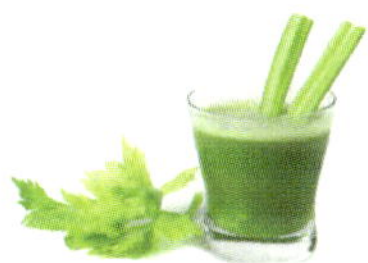

1. Extraits du livre de Victoria Boutenko, *Green for life, op. cit.*

3.6 – Quel est le mélange idéal pour composer un smoothie vert?

60% de fruits pour 40% de feuilles

La proportion de feuilles vertes pourra varier au fil de votre accoutumance au goût de la verdure, mais une proportion heureuse pour commencer – permettant d'obtenir une saveur flatteuse pour le palais – est celle d'environ **60% de fruits pour 40% de feuilles.**

Cette quantité de verdure suffit à vous approvisionner en nutriments essentiels. Vous pouvez évidemment augmenter avec bonheur et profit la proportion de feuilles. Quant à la diminuer, vous le pouvez aussi si cela vous permet d'entamer ce voyage vers une alimentation plus verte, mais il serait souhaitable pour votre mieux-être d'ajouter dès que possible à votre mixture au moins 40% de feuilles. Ne vous découragez pas dans le cas contraire, car aussi faible soit la quantité de feuilles utilisée, elle constituera déjà un progrès vers une amélioration de vos prises alimentaires!

Au-delà de la quantité de feuilles vertes à utiliser, si vous vous contentez d'un seul fruit et d'une seule verdure, votre assimilation et votre digestion seront des plus légères. Cependant nos exigences gustatives se satisfont souvent mieux d'une plus grande palette de saveurs. Vous pouvez donc aller jusqu'à trois fruits différents, au maximum, et entre une et trois variétés de verdures.

Il peut arriver que nous donnions des recettes contenant beaucoup plus de variétés de verdures dans un même smoothie : c'est une expérience possible de temps de temps. Il vaut simplement mieux éviter d'en faire une habitude, toujours pour la même raison : une digestion facilitée.

3.7 – Et les combinaisons alimentaires ?

Ce qu'il vaut mieux éviter, si on n'a pas un *feu digestif* suffisamment puissant, est d'associer légumes amidonnés[1] ET fruits. Cependant, l'appellation « légumes » ne devrait pas évoquer les feuilles vertes qu'il serait judicieux de classifier, en raison de leur composition, dans un groupe indépendant.

Bon à savoir

Précisons que **les feuilles vertes peuvent s'associer à tous les fruits et à tous les légumes**, sans aucun problème puisqu'elles ne contiennent pas d'amidon.

1. Carottes, courgette, chou, aubergine, courge, maïs, chou-fleur, betterave…

Le plus gros problème des combinaisons inadéquates est généralement causé par l'association acides-amidons. Pour faire simple, chacun de ces éléments utilise des enzymes différentes pour sa digestion ; par exemple les amidons qui attendent en fermentant que les acides soient évacués, provoquant ainsi la formation de gaz et ralentissant l'ensemble du processus digestif, ce qui favorise la retenue des toxines.

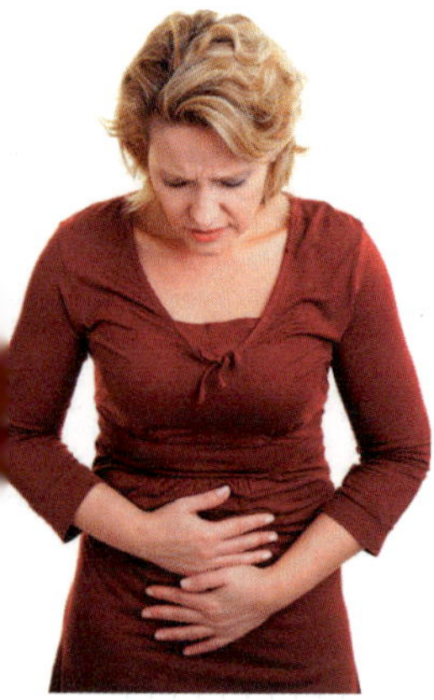

Pour des informations détaillées et plus savantes sur les combinaisons alimentaires vous pouvez consulter les écrits de H. Shelton[1], mais aussi un petit livre écrit par Christine Kretchmann[2] dans lequel ce sujet est très clairement expliqué, et à la portée de tous.

Cependant toutes les « règles » que vous pourrez lire ici ou là dans ce domaine ne devraient toujours rester que des bases d'investigation et servir principalement à donner des pistes à ceux dont l'état physique requiert un soin particulier ou

1. Herbert M. Shelton, *Les combinaisons alimentaires et votre santé*, Le courrier du Livre, 1994.
2. Nicole Kretchmann, *Manger bien, sain et bio,* Jouvence, 2001.

qui souffrent de troubles digestifs sans en connaître la raison.

Vous n'avez très probablement pas le même potentiel digestif que votre voisin et vous serez donc le seul à connaître les mélanges que vous digérez le plus aisément et qui ne vous causent aucun trouble après absorption : Rien ne remplacera jamais votre propre expérience en la matière.

3.8 – Quel matériel utiliser pour le mixage ?

Il existe deux blenders (le VITAMIX® et le BLENDTEC®) particulièrement efficaces pour leur puissance inégalée (jusqu'à 3 CV) et leur nombre de tours/minute (plus de 20 000), qui garantissent d'une part la durabilité de l'appareil et d'autre part la pulvérisation totale et rapide des ingrédients.

En Europe, ces marques sont hélas très chères (entre 400 et 800 euros) et bien que cette dépense soit justifiée par son intérêt sur le long terme, il vous est possible de trouver des marques et des appareils beaucoup moins coûteux (à partir de 50 euros).

Trucs et astuces

Dans un blender, plus court et rapide sera le temps de mixage, moins l'oxydation du mélange sera importante, contrairement à l'extracteur de jus dont la lenteur garantit une qualité optimale au jus obtenu.

Ils pourront suffire à vos besoins, au moins pour débuter, lorsque vous déciderez de vous lancer dans ces fabrications ou de les tester, si votre mode de vie ne justifie pas un appareil puissant. Nous vous suggérons toutefois, pour le meilleur résultat possible, de préférer un blender d'au moins 600 à 800 Watts et si possible 10 000 tours/mn. N'oubliez pas que si le breuvage obtenu n'est pas parfaitement onctueux, beaucoup se lasseront, à plus ou moins court terme, de sentir sous le palais tous ces petits morceaux restant en suspens et ils risquent ainsi de se détourner d'un trésor nutritionnel. La santé a un certain prix !

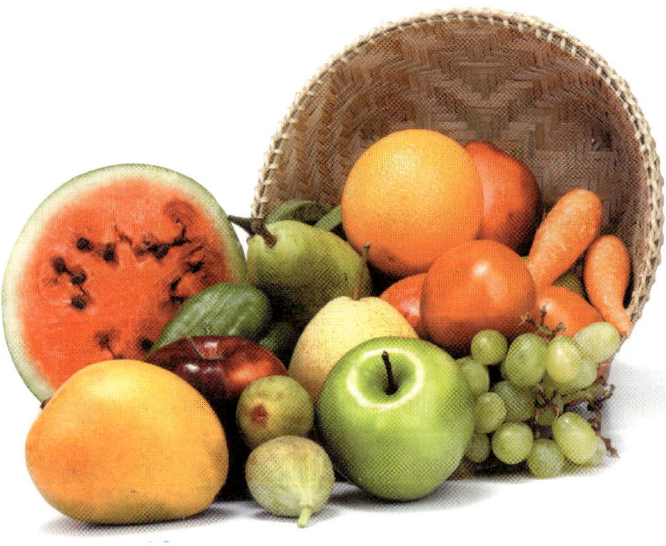

Chapitre 3

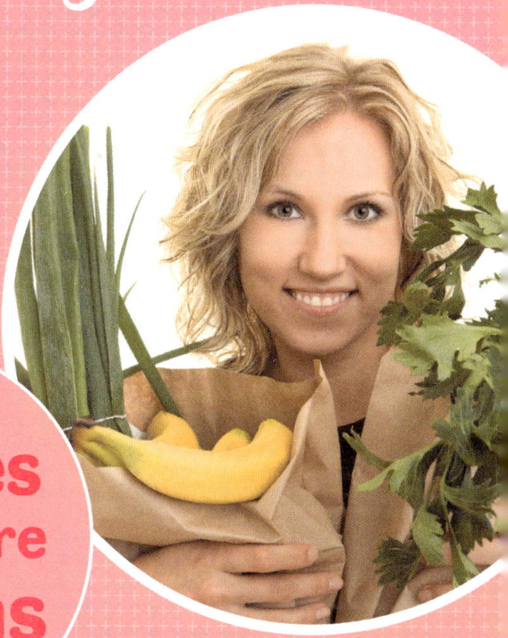

Des recettes pour les quatre saisons

Pour toutes les recettes de smoothies, sauf indication contraire, vous devez **verser tous les ingrédients dans votre blender en ajoutant un peu d'eau** (l'équivalent de trois verres) pour faciliter le travail de mixage.

Des recettes pour les quatre saisons

Pour toutes les recettes de smoothies, sauf indication contraire, vous devez **verser tous les ingrédients dans votre blender en ajoutant un peu d'eau** (l'équivalent de trois verres) pour faciliter le travail de mixage. Le smoothie sera d'autant plus agréable à boire si vous essayez d'obtenir la texture la plus lisse possible. Vous ajouterez donc encore un peu d'eau (eau de source ou purifiée) jusqu'à la consistance souhaitée (plus ou moins épaisse selon les goûts).

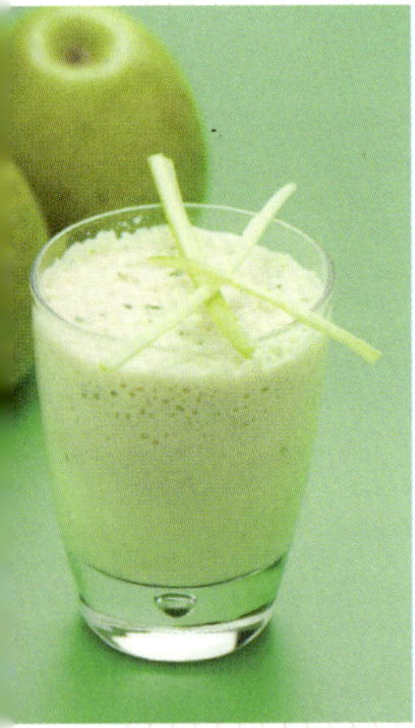

Les quantités d'ingrédients proposées dans nos recettes permettent d'obtenir **environ un litre de smoothie, selon la consistance qui vous plaira** (plus ou moins liquide). Il est suggéré de consommer, sur une base quotidienne, un litre par personne soit environ 4 grands verres, à boire en une seule fois (en remplacement du repas de votre choix) ou en plusieurs fois au cours de la journée.

1 - Smoothies verts de printemps

Fraîcheur printanière (pour débutants)

- 125 g de fraises
- Une poignée de feuilles de salade Romaine
- Quelques feuilles de menthe fraîche
- De l'eau selon la consistance désirée

Équeutez les fraises et lavez-les bien. Vous pouvez laisser les pédoncules si elles sont issues de l'agriculture biologique.

Procédez comme indiqué au début du chapitre.

Le Didgeridoo (chouchou des enfants)

- 1 kiwi
- 1 banane
- 1 poignée de feuilles de salade Romaine
- De l'eau selon la consistance désirée

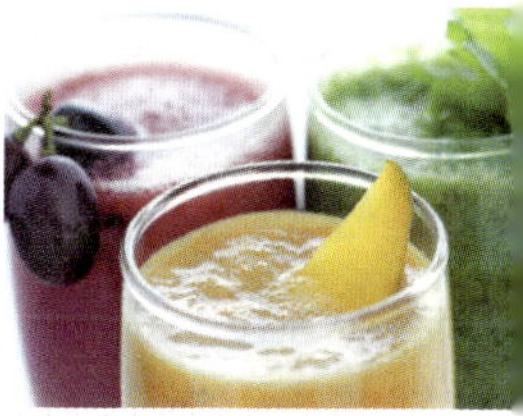

Épluchez le kiwi et la banane et coupez-les en morceaux. Si votre blender n'est pas très puissant, hachez grossièrement les feuilles de salade puis procédez comme indiqué au début du chapitre.

Chéri chéri

- 1 banane
- Une grosse poignée de cerises dénoyautées
- Une poignée de feuilles d'épinards
- Quelques gouttes d'extrait de vanille
- De l'eau selon la consistance désirée

Piquant tagada

- 3 branches de céleri avec les feuilles
- 2 poires
- 250 g de fraises
- De l'eau selon la consistance désirée

Si vous ne disposez pas d'un blender puissant, hachez les branches de céleri finement avant de les mixer. Vous faciliterez ainsi le travail de votre appareil.

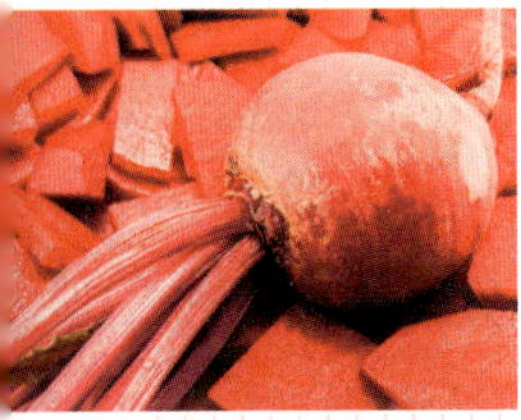

Beetlejuice

- 2 poires
- 1 poignée de fanes de betteraves
- 1 poignée de mâche
- 1/2 cm de racine fraîche de gingembre
- De l'eau selon la consistance désirée

Si vous aimez le piquant du gingembre, vous pouvez augmenter la quantité. Le gingembre a de nombreuses propriétés dont celle de fortifier le système immunitaire pour lutter contre les coups de froid et celle d'améliorer la digestion. Il est également une bonne source de vitamine E et B6 ainsi que de fer, de magnésium et de manganèse.

Cobra

- 1 belle pomme épépinée (épluchée si non bio)
- La chair d'un avocat
- Une grosse poignée de mâche
- De l'eau selon la consistance désirée

Calci-tonique

- 3 belles feuilles de chou frisé
- 2 grosses pommes sucrées
- 1 cuillère à soupe de purée de sésame
- 2 dattes
- De l'eau selon la consistance désirée

Le petit plus

Ce smoothie est très riche en calcium grâce au chou et au sésame.

Le chou a un goût très prononcé qui ne plaît pas à tout le monde. Vous pouvez commencer avec 1 seule feuille de chou, un peu plus de pommes et ajouter une autre verdure plus neutre comme des épinards par exemple.

Pomaro

- La moitié des fanes d'une botte de carottes nouvelles
- 3 grosses pommes
- 2 cm de racine de gingembre pelée
- 3 belles feuilles de blette
- De l'eau selon la consistance désirée

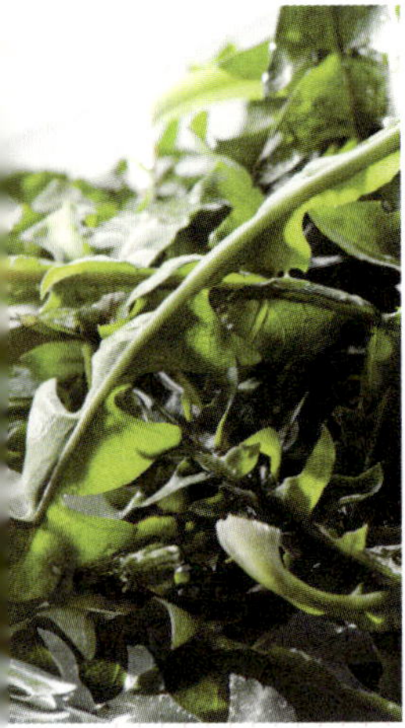

Si vous ne disposez pas d'un blender puissant, hachez les fanes de carottes le plus finement possible avant de les mixer dans le blender avec les autres ingrédients. En effet, entières, elles ont tendance à s'enrouler autour de la lame du blender.

Sauvage de printemps sucré

- 1 pomme
- 250 g de fraises
- Une poignée de feuilles de primevère (gardez les fleurs pour de jolies salades)
- Quelques feuilles de lierre terrestre
- Quelques jeunes feuilles de pissenlit
- De l'eau selon la consistance désirée

Sauvage de printemps salé

- Un petit bouquet d'ail des ours
- Une grosse poignée de feuilles de chénopode
- 1 concombre
- De l'eau selon la consistance désirée

2 - Smoothies verts d'été

Colisée (pour débutants)

- La chair d'un melon bien mûr et sucré
- Une grosse poignée de feuilles de salade Romaine
- De l'eau selon la consistance désirée

Abricoté (chouchou des enfants)

- 1 banane
- 4 gros abricots frais bien mûrs
- Une poignée de feuilles d'épinards
- 3 feuilles de salade Romaine
- De l'eau selon la consistance désirée

Espion 007 (chouchou des enfants)

- 1 ou 2 bananes
- 125 g de myrtilles
- Une grosse poignée de feuilles de mâche
- 2 à 3 brins de menthe
- De l'eau selon la consistance désirée

Le petit plus

Vous pouvez aussi rajouter quelques jeunes feuilles de pissenlit ou d'orties dans ce smoothie. Ce sera l'occasion de faire manger des plantes sauvages à vos bambins sans qu'ils s'en rendent compte car le goût de la banane et des myrtilles dominera !

Attention

Avant d'ajouter les fanes de radis, goûtez-en un petit peu afin de vous assurer que leur goût n'est pas trop piquant. En effet, les fanes comme les radis ont un goût plus ou moins prononcé. Ajustez-en la quantité en fonction de votre palais.

Carlotta

- 250 g de fraises
- 1 grosse poignée de feuilles d'épinards
- ¼ des fanes d'une botte de radis
- De l'eau selon la consistance désirée

Rafraîchissement d'été

- 2 belles nectarines épluchées et dénoyautées
- ½ concombre (avec la peau si possible)
- 2 poignées de feuilles de menthe fraîche
- De l'eau selon la consistance désirée

Cassip

- 2 pêches bien mûres
- 125 g de cassis
- 1 bouquet de persil
- De l'eau selon la consistance désirée

Épluchez et dénoyautez les pêches. Passez le cassis sous l'eau.

Si votre blender n'est pas très puissant, le persil ayant tendance à s'enrouler autour de la lame, hachez-le avant de l'ajouter aux autres ingrédients, cela facilitera son broyage.

Lune de miel

- Environ 1 kg de pastèque biologique coupée en cubes avec la peau (sans les pépins)
- 4 nectarines

Il vous faut un blender assez puissant pour réaliser ce smoothie, la peau de la pastèque étant assez épaisse. Pour faciliter le travail de mixage, coupez-la en petits morceaux.

La pastèque étant pleine d'eau et les nectarines étant juteuses en pleine saison, **il n'est pas nécessaire normalement d'ajouter de l'eau** dans cette recette.

Riviera

- 1 mangue bien mûre
- 125 g de framboise
- 1 poignée de feuilles d'oseille
- De l'eau selon la consistance désirée

Trucs et astuces

Si vous n'appréciez pas les petits grains des framboises et que votre blender n'est pas assez puissant pour les broyer, faites-en une purée que vous passerez au travers d'un tamis à confiture avant de les ajouter aux autres ingrédients dans le blender.

Pêcher mignon

- 3 belles pêches bien mûres
- 125 g de groseilles
- La moitié des fanes d'une botte de carottes
- 3 grandes feuilles de blette ou de poirée
- De l'eau selon la consistance désirée

Si votre blender n'est pas très puissant, hachez au préalable les fanes finement car elles ont tendance à s'enrouler autour de la lame.

N'utilisez que la partie verte des feuilles de blette et conservez les côtes blanches pour un jus ou un plat cuisiné.

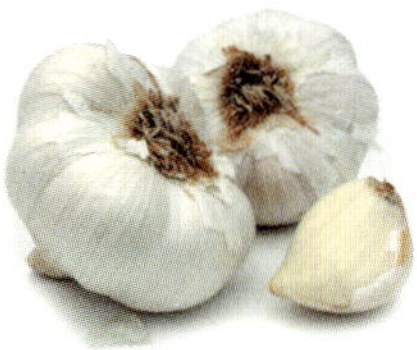

Soupe énergétique d'été

- 1 courgette avec la peau (choisissez-la bio)
- Le jus de 4 tomates
- ¼ d'oignon épluché
- 1 gousse d'ail épluchée
- 1 poignée d'épinards frais
- ¼ de bouquet de basilic frais
- De l'eau selon la consistance désirée

Pour faire du jus de tomates si vous n'avez pas d'extracteur de jus ou de centrifugeur, vous pouvez d'abord les passer au blender, puis filtrer la purée obtenue au travers d'une étamine ou d'un sac à lait végétal. Vous conserverez la pulpe pour faire un pâté végétal par exemple.

Vous pouvez ajouter un peu de sel à votre smoothie.

Sauvage d'été sucré

- 125 g de framboises
- 125 g de fraises (des bois si vous en trouvez près de chez vous !)
- Quelques feuilles et fleurs de trèfle
- Quelques millefeuille
- Une poignée de feuilles de mauve (saines, exempte de tâches de rouille)
- De l'eau selon la consistance désirée

Trucs et astuces

Laissez les racines et quelques feuilles sur le pied des plantes sauvages afin qu'elles puissent repousser.

Prenez soin de ramasser vos plantes sauvages dans des endroits non protégés et à l'abri de la pollution.

Équeutez les fraises et lavez-les bien. Vous pouvez laisser les pédoncules si elles sont issues de l'agriculture biologique ou si elles sont sauvages.

Si votre blender n'est pas très puissant, il se peut que les grains des framboises ne soient pas broyés et gênent la dégustation. Dans ce cas, vous pouvez en faire d'abord une purée que vous passerez ensuite au tamis à confiture pour éliminer tous les grains.

Sauvage d'été salé

- 1 grosse poignée de pourpier
- Quelques feuilles de plantain
- 1 petite poignée de fleurs de bourrache
- 1 concombre (avec la peau s'il est bio)
- 1 poivron bien rouge
- 1 pincée de piment de Cayenne
- De l'eau selon la consistance désirée

Prenez soin de laver soigneusement le pourpier afin d'éliminer les petites graines noires qui craquent sous la dent. Hachez-le ensuite grossièrement ainsi que les feuilles de plantain qui ont tendance à s'enrouler autour de la lame du blender. Coupez en gros morceaux le concombre et le poivron. Placez tous les ingrédients dans le blender et versez l'eau.

Le petit plus

Vous pouvez ajouter un peu de sel ou un morceau d'algue fraîche si cela vous fait envie.

3 - Smoothies verts d'automne

Fleur de pêcher (pour débutants)

- 4 pêches de vignes
- 1 grosse poignée de feuilles d'épinards
- Les fanes d'une betterave
- De l'eau selon la consistance désirée

L'Alsaco (pour débutants)

- 1 grosse poignée de mirabelles dénoyautées
- 1 pomme épépinée et pelée si elle n'est pas de culture biologique
- Quelques fanes de carottes
- 2 belles feuilles de blettes
- De l'eau selon la consistance désirée

Si votre blender n'est pas très puissant, hachez les fanes de carottes avant de les ajouter aux autres ingrédients et de les mixer.

Enlevez les côtes blanches des feuilles de blette et gardez-les pour un plat ou pour un jus.

Pour ma pomme (chouchou des enfants)

- 2 pommes épépinées (si elles sont bio la peau peut être conservée)
- 1 belle grappe de raisin sans pépins
- 1 grosse poignée de mâche
- De l'eau selon la consistance désirée

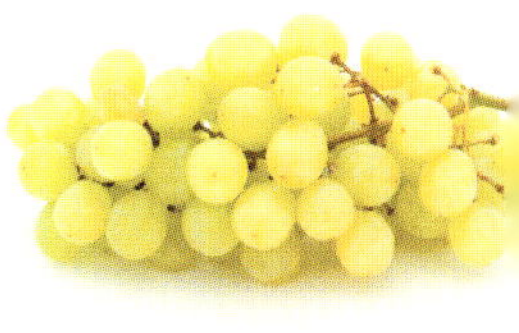

Nuit étoilée (chouchou des enfants)

- 125 g de mûres
- 1 poire épépinée (et pelée si elle n'est pas de culture biologique)
- 125 g de myrtilles

- 1 poignée de feuilles d'épinards
- 1 grande feuille de blette
- De l'eau selon la consistance désirée

La présence des petits grains des mûres n'étant pas très agréable, vous pouvez au préalable mixer les mûres puis passer cette purée au travers d'une passoire fine. Une fois débarrassée de ces grains, ajoutez la purée aux autres ingrédients et procédez comme indiqué au début du chapitre.

Mangue masquée

- 1 petite mangue pelée et dénoyautée
- 1 poire épépinée (et pelée si elle n'est pas de culture biologique)
- 2 branches de céleri avec les feuilles de préférence
- 1 poignée d'épinards
- Quelques branches de persil plat
- De l'eau selon la consistance désirée

Le petit plus

Si vous pouvez en trouver, ajoutez une petite poignée de feuilles d'orties, pour un supplément de chlorophylle sans changer le goût du smoothie.

Figgy

- 4 belles figues bien mûres
- 2 poires
- 2 feuilles de chou vert sans la côte centrale
- De l'eau selon la consistance désirée

Épépinez les poires. Vous pouvez leur laisser la peau si elles sont de culture biologique.

Plom plom

- 5 prunes (une dizaine si ce sont des mirabelles)
- 1 pomme épépinée (et pelée si elle n'est pas de culture biologique)
- Le jus d'un demi-citron
- 3 belles feuilles de blette ou poirée (sans la côte blanche, à conserver pour un plat ou un jus)
- Quelques fanes de carottes
- De l'eau selon la consistance désirée

Millésimé

- 3 pêches de vignes épluchées et dénoyautées
- 1 belle grappe de raisin blanc sans pépins
- 2 branches de céleri avec les feuilles si possible
- De l'eau selon la consistance désirée

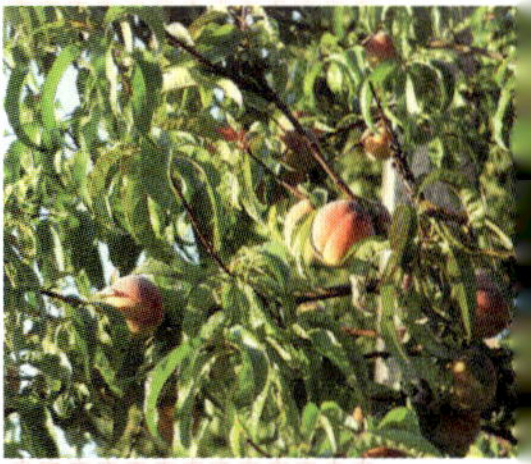

Égrenez le raisin. Si vous n'avez pas trouvé de raisin sans pépins, vous pouvez mixer les grains au préalable puis passer la purée obtenue au travers d'une passoire

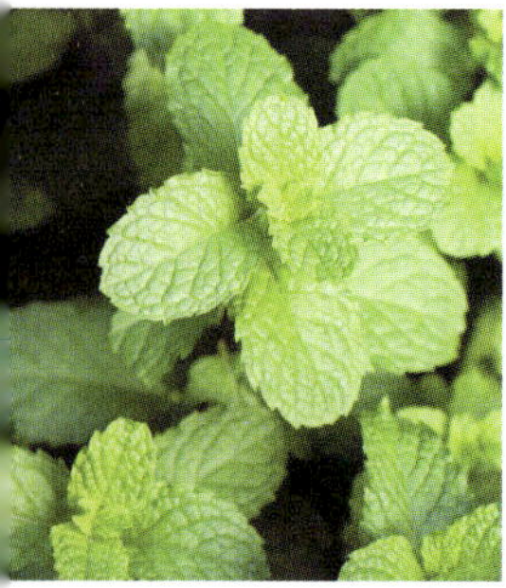

moyennement fine. Ajoutez-la ensuite aux autres ingrédients dans le blender.

Le Pêcher d'Ève

- 3 pêches de vigne épluchées et dénoyautées
- 250 ml de jus de pommes
- 1 grosse poignée de salade Romaine
- Les feuilles de 2 ou 3 brins de menthe

Si la consistance du smoothie vous semble trop épaisse, vous pouvez ajouter du jus de pommes ou de l'eau de source.

P'tit rouge

- 1 belle grappe de raisin noir
- 3 belles prunes rouges type quetsche
- Les fanes d'une betterave
- 1 petite poignée de feuilles de roquette
- De l'eau selon la consistance désirée

Égrenez le raisin. Pour enlever les pépins qui peuvent s'avérer désagréables à avaler, vous pouvez mixer les grains au préalable puis passer la purée obtenue au travers d'une passoire moyennement fine. Ajoutez-la ensuite aux autres ingrédients dans le blender.

Sauvage d'Automne sucré

- Une grosse poignée de mûres
- 1 poire
- Quelques feuilles de plantain
- Une grosse poignée de pourpier
- De l'eau selon la consistance désirée

La présence des petits grains des mûres n'étant pas très agréable, vous pouvez au préalable mixer les mûres puis passer cette purée au travers d'une passoire fine. Une fois débarrassée de ces grains, ajoutez-la aux autres ingrédients et procédez comme indiqué au début du chapitre.

Sauvage d'Automne salé

- 1 poignée d'achillée millefeuille
- 1 poignée de feuilles de trèfle
- 1 concombre (avec la peau s'il est de culture biologique)
- Les feuilles de 2 ou 3 brins de menthe
- 1 cuillère à soupe de purée de sésame
- Le jus d'un demi-citron

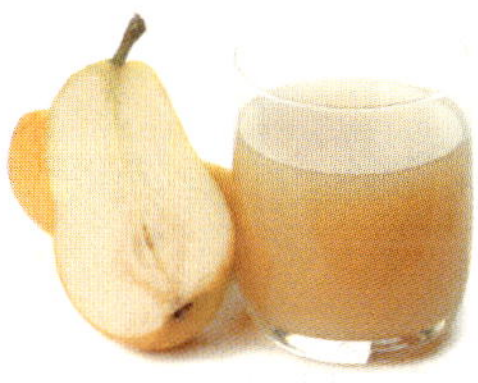

Selon la consistance que vous souhaitez donner à votre smoothie, vous n'aurez pas nécessairement besoin d'ajouter de l'eau car le concombre en contient déjà beaucoup.

4 – Smoothies verts d'hiver

Cellule verte (pour débutants)

Ingrédients pour 1 personne :

- 2 pommes
- 4 belles feuilles de blette ou poirée (sans les côtes blanches)
- Le jus d'un demi-citron
- De l'eau selon la consistance désirée

Coupez les pommes en quartiers et épépinez-les, vous pouvez conserver leur peau riche en vitamines. Si votre blender n'est pas très puissant, il est préférable de hacher les feuilles de blette avant de les mettre dans le bol du blender. Puis procédez comme indiqué au début du chapitre.

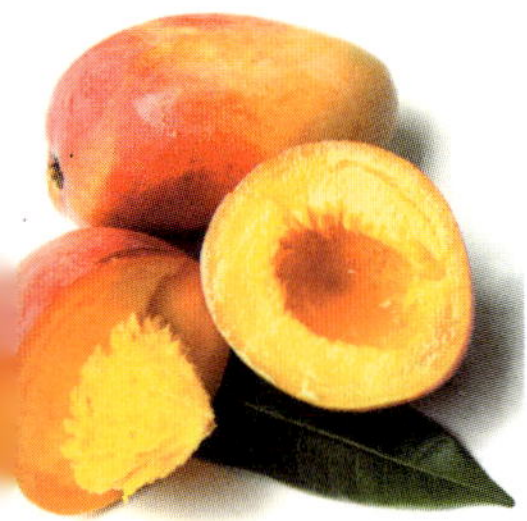

Doux C tout (pour débutants)

- 2 pommes
- 3 clémentines
- ¼ de bouquet de persil
- 1 grosse poignée d'épinards frais
- De l'eau selon la consistance désirée

Si votre blender n'est pas très puissant, il est préférable de hacher les branches de persil avant de les placer dans le bol du blender, sinon elles ont tendance à s'enrouler autour de la lame.

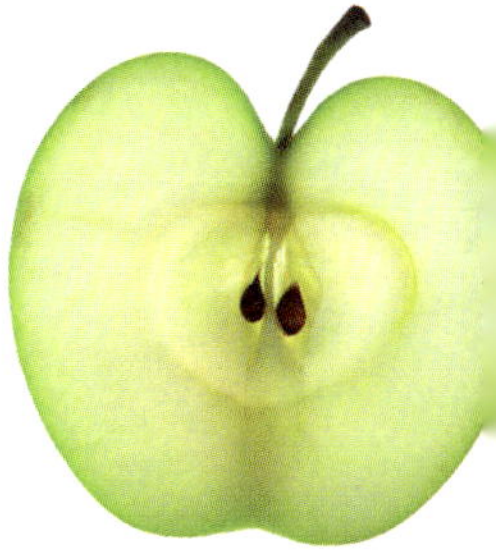

Libellule (chouchou des enfants)

- 2 grosses pommes (pelées et épépinées)
- Le jus d'un citron
- 1 poignée de mâche
- De l'eau selon la consistance désirée

Crème de mangue (chouchou des enfants)

- 1 belle mangue bien mûre ou 3 petites mangues sauvages (elles sont vertes même quand elles sont très mûres)
- 1 poignée d'épinards
- De l'eau selon la consistance désirée

La mangue donne une consistance assez épaisse au smoothie le transformant presque en crème-dessert.

Australie

- 2 kiwis
- 1 banane
- 2 branches de céleri avec les feuilles si possible
- Une poignée de feuilles de Romaine
- De l'eau selon la consistance désirée

Épluchez les kiwis et la banane. Lavez les branches de céleri et les épinards.

3

Si votre blender n'est pas très puissant, il est préférable de couper fin les branches de céleri, de hacher les feuilles d'épinards et de couper en gros morceaux les fruits, avant de les mettre dans le bol du blender.

Procédez ensuite comme indiqué au début du chapitre.

Brassica

- 3 oranges pelées et épépinées si besoin
- 2 feuilles de chou vert
- De l'eau selon la consistance désirée

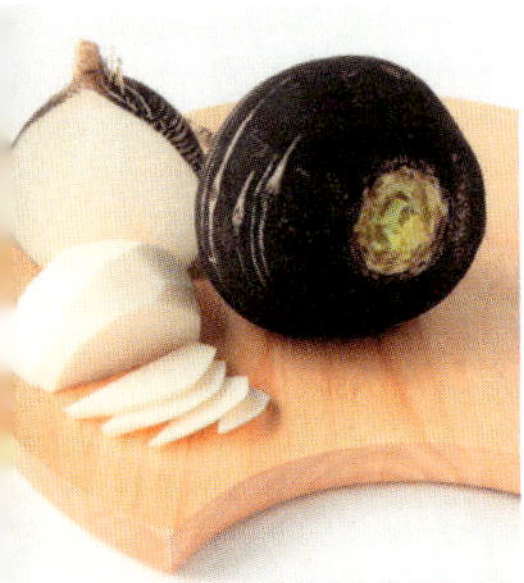

Ôtez au préalable la côte centrale dure des feuilles de chou.

Détox d'hiver

- 2 pamplemousses pelés et épépinés si besoin
- 2 branches de céleri avec les feuilles
- 1 petit morceau de radis noir
- De l'eau selon la consistance désirée

Persimili

- 1 beau kaki très mûr
- 1 bouquet de persil plat
- De l'eau selon la consistance désirée

Épluchez le kaki. Si votre blender n'est pas très puissant, il est préférable de hacher au préalable le persil avec les queues.

Procédez comme indiqué au début du chapitre.

Trucs et astuces

Si le goût du persil vous incommode, vous pouvez tout à fait le remplacer par une verdure moins forte en goût comme les épinards.

Réveil matin

- 3 poires pelées et épépinées
- 2 belles branches de céleri avec les feuilles
- 1 cm de racine de gingembre (ou plus si vous aimez)

Si votre blender n'est pas très puissant, hachez les branches de céleri finement avant de les jeter dans le bol du blender.

Soupe énergétique d'hiver

- 1 branche de céleri
- 1 petite betterave
- ¼ des fanes d'une botte de carottes
- 2 feuilles de chou
- De l'eau selon la consistance désirée

Le petit plus

Choisissez une variété de poires dont la chair n'est pas granuleuse, la dégustation en sera plus agréable.

Si votre blender n'est pas très puissant, hachez tous les ingrédients avant de les mettre dans le blender avec l'eau.

Sauvage d'hiver sucré

- 2 poires
- Une poignée d'orties
- Quelques feuilles de pissenlit (choisir plutôt des jeunes plus douces)
- De l'eau selon la consistance désirée

Épépinez les poires et épluchez-les. Préférez une variété dont la chair n'est pas granuleuse.

Si votre blender n'est pas très puissant, hachez les orties avec un couteau (utilisez des gants pour ne pas vous piquer !) ainsi

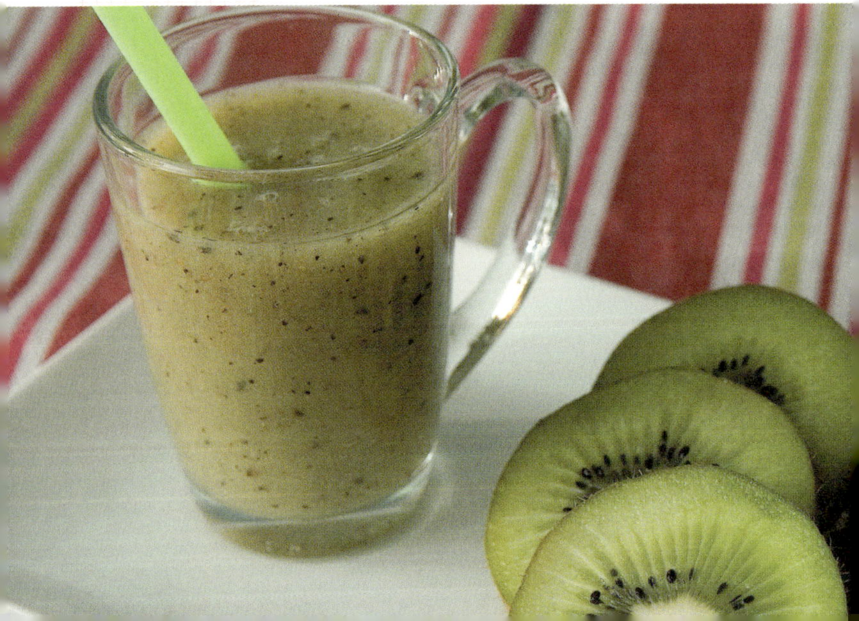

que les pissenlits avant de les mettre dans le bol du blender.

Procédez comme indiqué au début du paragraphe.

Sauvage d'hiver salé

- Une petite poignée de cressonnette
- 1 petite betterave épluchée
- 1 cuillère à soupe de miso brun (pâte fermentée à base de soja)
- 1 petit oignon épluché
- Du sel selon votre goût (bien que la saveur salée du miso puisse suffire)
- De l'eau selon la consistance désirée

Si votre blender n'est pas très puissant, coupez la betterave en petits morceaux avant de l'ajouter aux autres ingrédients dans le blender.

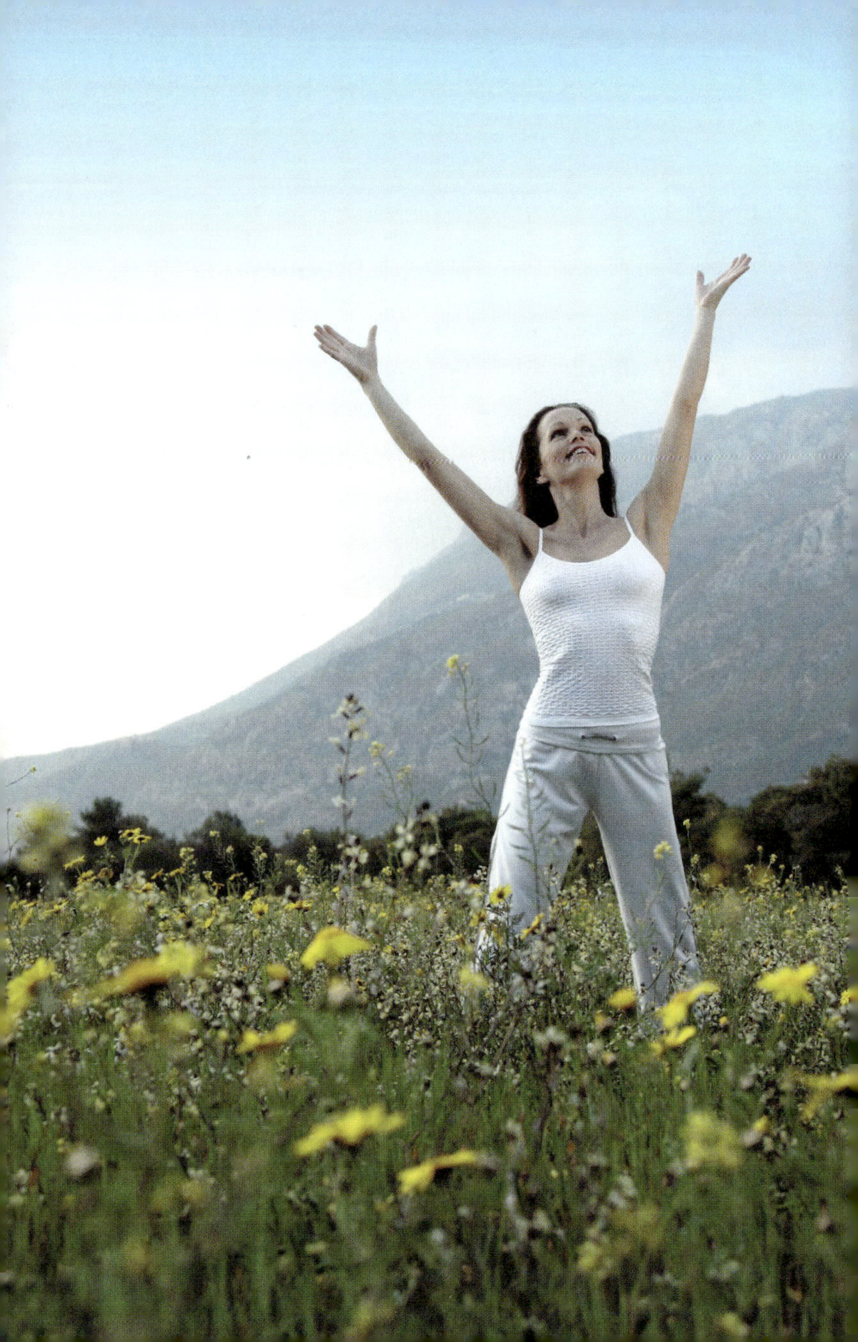

Chapitre 4

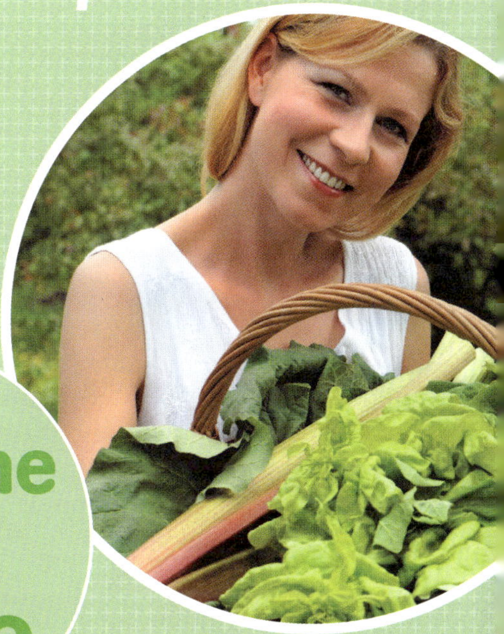

Une semaine de cure verte

La sagesse populaire avait compris le besoin d'un nettoyage intérieur pour redonner de l'énergie au corps et entretenir la santé.

Une semaine de cure verte

La sagesse populaire avait compris le besoin d'un nettoyage intérieur pour redonner de l'énergie au corps et entretenir la santé. Il en est resté l'habitude printanière, traditionnelle pour certains, des soupes vertes ou des tisanes destinées à éliminer les déchets accumulés après une saison où les verdures sont rares et la nourriture plus lourde.

Éliminer les déchets accumulés

De nos jours, les jus et smoothies verts peuvent remplir ce rôle avec encore plus de vitalité apportée à l'organisme, grâce à l'absence de cuisson des ingrédients utilisés.

Cure verte

Nous vous suggérons une semaine de « cure verte » qui permettra un nettoyage de votre organisme et un repos salutaire pour votre système digestif. Vous pouvez faire cette cure au moment qui vous convient le mieux, car elle sera une pratique régénératrice tout au long de l'année, toutefois les changements de saison sont encore plus favorables (printemps ou automne).

Vous pouvez aussi réduire cette semaine à deux ou trois jours (le temps d'un week-end par exemple), si cela vous semble plus facile à mettre en œuvre. L'essentiel est d'apporter de temps à autre à votre corps le maximum de nutriments, tout en sollicitant le minimum d'énergie digestive, pour lui offrir l'opportunité de réparer ce qui doit l'être et le régénérer en profondeur.

Il n'est pas question ici de frustrations et de privations ! **Vous constaterez que ce programme est facile à suivre** pour peu que vous soyez suffisamment motivé à abandonner durant quelques jours vos habitudes alimentaires (en particulier les farineux, sucres et plats cuits...)

Pendant toute cette semaine :

- Efforcez-vous de faire au moins **45 minutes d'exercice chaque jour**. Rien n'est plus simple que la marche rapide qui est à la portée de tous. Vous activerez votre circulation lymphatique chargée d'éliminer tous les déchets dont votre corps essaie de se débarrasser.

Marche rapide

- Si vous avez la possibilité de **pratiquer le trampoline** : n'hésitez pas, c'est une des meilleures pratiques pour la circulation lymphatique, celle qui élimine vos déchets. Sautez, rebondissez, 5 à 10 minutes par jour au moins...

Respiration profonde

- Faites **5 à 10 minutes de respiration profonde** (vous pouvez faire cela partout, dans le métro ou votre voiture, le mieux étant évidemment au grand air, en marchant ou à l'arrêt).

Ces pratiques favoriseront l'oxygénation de votre sang.

- **Dormez au moins 7 à 8 heures par nuit** pour favoriser la régénération de vos cellules tout en soutenant les bienfaits apportés par la richesse en nutriments de votre cure verte.
- Essayez de pratiquer une ou deux **irrigations du côlon** avec un boc à lavement, le soir avant le coucher ou le matin au lever. Vous favorisez ainsi l'élimination en évitant aux toxines de stagner dans vos intestins.

L'autre option est de pratiquer à la fin de votre cure une **hydrothérapie du côlon** chez un hydrothérapeute. Vous en retirerez le plus grand bien : ce nettoyage profond allégera l'ensemble de votre organisme et pourra accentuer le résultat que vous retirerez de cette cure.

1 - Mise en pratique

La veille, ou si possible **deux jours avant la date prévue pour débuter cette cure**, il est recommandé, afin de faciliter la transition et le changement d'alimentation :

- d'alléger vos repas et vos prises alimentaires de la journée,
- d'éviter les protéines animales,
- de manger de grosses salades et quelques fruits,
- de réduire les féculents.

Si vous consommez du pain, limitez-vous à une tranche à chaque repas. Supprimez les desserts et les plats sucrés. Vous remarquerez d'ailleurs que plus vous consommerez de jus « vert », moins vous serez attiré par le sucre.

Les jus proposés dans la matinée et dans l'après-midi vous apportent un complément précieux de nutriments, mais sont aussi destinés à couper la faim que vous pouvez ressentir durant ce changement de régime alimentaire (ce que fera également l'eau).

Le saviez-vous

La faim ressentie n'est parfois que le signe d'une déshydratation, donc pensez à vous hydrater !

D'autre part, la quantité de jus de légume que vous prenez peut être plus importante si vous avez une activité physique plus intense, votre besoin en calories étant plus élevé. Si vous êtes au repos, votre consommation peut être réduite. La chaleur ambiante joue également un rôle. Vous devrez tenir compte de ces différents paramètres.

Essayez de ne pas dîner après 19 heures et de ne pas vous coucher après 23 heures durant cette semaine de cure : c'est un effort de 7 jours !

Le matin au réveil

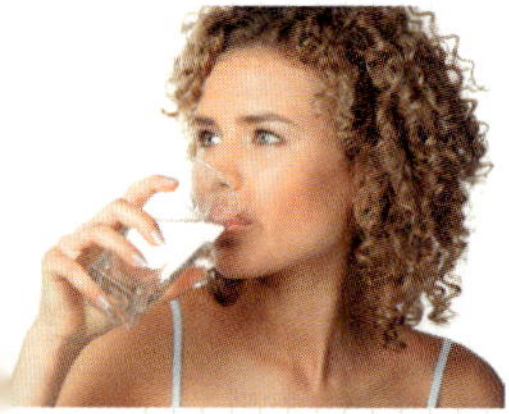

Buvez un grand verre d'eau pure (30 cl environ) avec le jus d'un demi-citron pressé.

Dans la matinée et dans l'après-midi

Buvez de l'eau à volonté et, si vous en avez la possibilité, un jus vert **fraîchement extrait.** Vous pouvez en consommer un litre si vous le souhaitez. Vous trouverez des idées de mélanges à la fin de ce chapitre.

Dans la soirée (en cas de faim)

Buvez de l'eau à volonté et, si vous en avez la possibilité, faites-vous un jus vert **fraîchement extrait** (Voir en fin de chapitre une liste de suggestions). Vous pouvez en consommer un litre si vous le souhaitez.

Trucs et astuces

Quelques indications pour le programme de « cure verte » :

- La « tasse » indiquée comme unité de mesure est égale à 25 cl.
- Toutes les énumérations d'**ingrédients** supposent que ceux-ci **seront mixés jusqu'à consistance onctueuse dans un blender** à haute puissance.
- Vous pouvez confectionner vos smoothies le matin pour la journée et les conserver au réfrigérateur (ou dans un thermos si vous êtes au bureau), ou encore les faire le soir pour le lendemain.

1er jour

Petit-Déjeuner

Au choix :

- 1 petit bouquet de persil (ou l'équivalent d'une tasse de 25 cl)
- 1 morceau de gingembre (environ 1 cm)
- 1 orange pelée et épépinée
- ½ tasse de myrtilles (fraîches ou congelées)
- De l'eau (environ 25 à 30 cl, à ajuster selon votre goût)

ou

La recette d'un **smoothie** qui vous plaira (voir le chapitre des recettes par saison).

Trucs et astuces

Quelques indications pour le programme de « cure verte » :

- Avec les quantités données, vous devez obtenir un litre de smoothie. Il est conseillé de le consommer en totalité à chaque repas, mais si le volume est trop important pour vous, prenez-en la moitié et le reste deux heures plus tard.
- Ne soyez pas désemparé si l'un des ingrédients vous manque : remplacez-le par un autre de la même famille (une verdure par une autre, un fruit par un autre, un légume racine par un autre...). L'important est de varier la source de vos apports nutritionnels.

Déjeuner

Au choix :

Si vous avez envie d'un peu de solide pour commencer cette cure :

1 salade

- Une grosse poignée de feuilles de salade de votre choix, hachées en grosses lanières
- 1 poivron rouge coupé en petits cubes
- ½ fenouil haché fin
- ½ concombre moyen, haché en cubes
- Ciboulette ou autres herbes aromatiques
- Mélangez le tout avec une sauce composée de la moitié d'un avocat mixé avec un peu de jus de citron, une pincée de sel et une demi-gousse d'ail.

ou 1 smoothie

- ¼ d'ananas
- 1 poignée de baies rouges (myrtilles ou framboises ou mûres...)
- 3 ou 4 feuilles de basilic (ou autre herbe aromatique)
- 1 très grosse poignée de verdures (salade, mâche, fanes de carottes)

- 1 poignée d'orties
- De l'eau (environ 25 à 30 cl, à ajuster selon votre goût)

Mixer le tout.

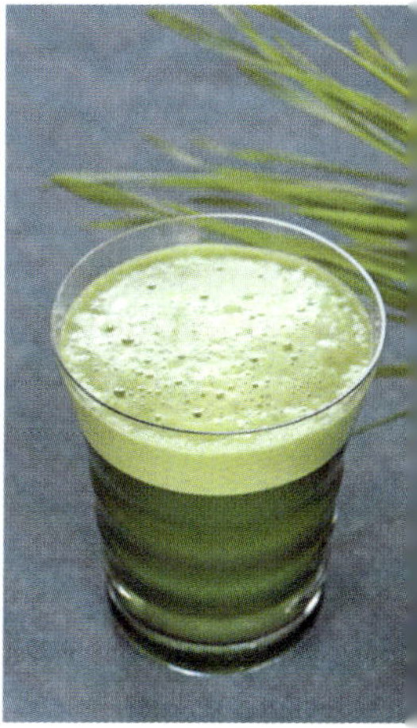

Dîner

- 2 branches de céleri
- 1 belle betterave rouge
- ¼ des fanes d'une botte de carottes
- 2 feuilles de chou
- De l'eau selon la consistance désirée

Mixez et après avoir obtenu une texture lisse, ajoutez une belle poignée de graines germées (type alfalfa) puis mixez à nouveau quelques secondes.

ou

Un **jus vert** (voir propositions de recettes en fin de chapitre).

2e jour

Petit-Déjeuner

Au choix :

- ¼ ananas
- 1 banane
- 1 grosse poignée d'épinards
- De l'eau (environ 25 à 30 cl, à ajuster selon votre goût)

ou

La recette d'un **smoothie** qui vous plaira (voir le chapitre des recettes par saison).

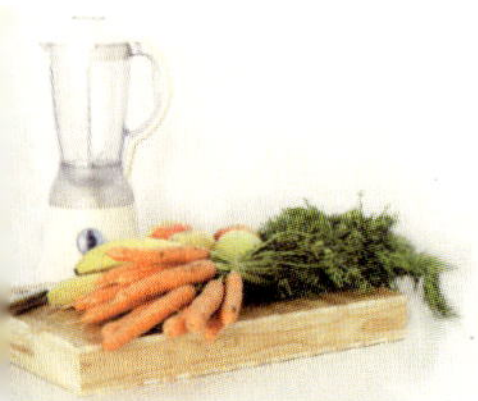

Déjeuner

- 2 tasses de feuilles de citrouille (si possible)
- 1 courgette
- 2 tomates
- Une petite poignée de fanes de navets
- Une petite poignée de fanes de carottes
- Le jus d'un citron
- ½ avocat
- 2 ou 3 tiges d'aneth (ou estragon, coriandre…)
- De l'eau (environ 25 à 30 cl, à ajuster selon votre goût)

Dîner

- 1 tasse de persil
- 2 tiges de céleri
- 2 tasses de pissenlit
- 1 courgette
- 2 pommes
- 1 cm de racine de gingembre
- 1 pincée de curcuma
- 1 pointe de Piment de Cayenne
- Le jus d'un citron

ou

Un **jus vert** (voir propositions de recettes en fin de chapitre).

3e jour

Petit-Déjeuner

Au choix :

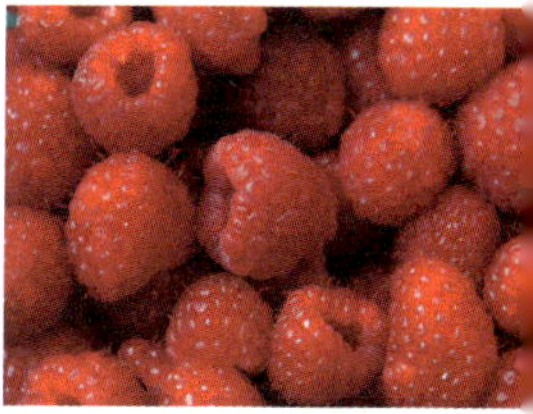

- 1 Poire
- 1 Pomme
- 1 tasse de framboises (fraîches ou congelées)
- 1 grosse poignée d'orties
- De l'eau (environ 25 à 30 cl, à ajuster selon votre goût)

ou

La recette d'un **smoothie** qui vous plaira (voir le chapitre des recettes par saison).

Déjeuner

- 2 tomates
- ½ concombre
- ½ avocat
- 4 ou 5 feuilles de pissenlit
- une poignée de mâche (facultatif)
- Du basilic
- De l'eau (environ 25 à 30 cl, à ajuster selon votre goût)

Dîner

- 3 tasses de pourpier
- 1 petite pastèque (ou une demi) avec la peau
- Le jus de deux citrons

ou

Un **jus vert** (voir propositions de recettes en fin de chapitre).

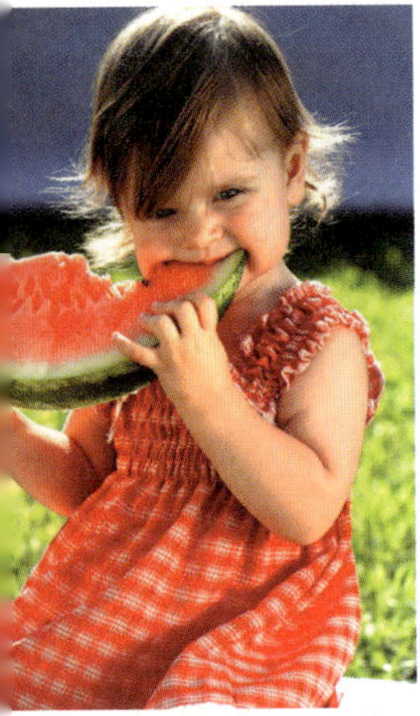

4e jour

Petit-Déjeuner

Au choix :

- 2 pêches
- Le jus d'un pamplemousse
- Une tasse de chou vert
- De l'eau (environ 25 à 30 cl, à ajuster selon votre goût)

ou

La recette d'un **smoothie** qui vous plaira (voir le chapitre des recettes par saison).

Déjeuner

- 1 carotte
- 3 tiges de céleri branche
- 1 gousse d'ail
- Une petite poignée de coriandre

- 1 grosse poignée d'épinards
- De l'eau (environ 25 à 30 cl, à ajuster selon votre goût)

Dîner

Il s'agit d'un « smoothie-pudding » épais, qui favorisera tout particulièrement votre fonctionnement intestinal.

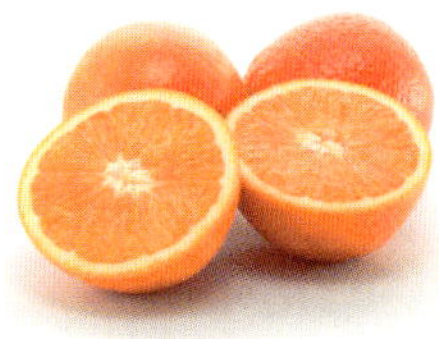

- 1 tasse de pruneaux réhydratés
- 1 bouquet de persil
- 1 banane
- 1 orange
- 1 pomme
- ¼ de cuillère à café d'un mélange de muscade et de cannelle à parts égales
- 1 cuillère à soupe de graines de lin moulues

ou

Un **jus vert** (voir propositions de recettes en fin de chapitre).

5e jour

Petit-Déjeuner

Au choix :

- 1 tasse de baies de Goji
- 1 Pêche
- 3 mandarines

- 2 tiges de céleri branche
- 1 tête de Romaine (ou 2 grosses poignées de mâche)
- De l'eau (environ 25 à 30 cl, à ajuster selon votre goût)

ou

La recette d'un **smoothie** qui vous plaira (voir le chapitre des recettes par saison).

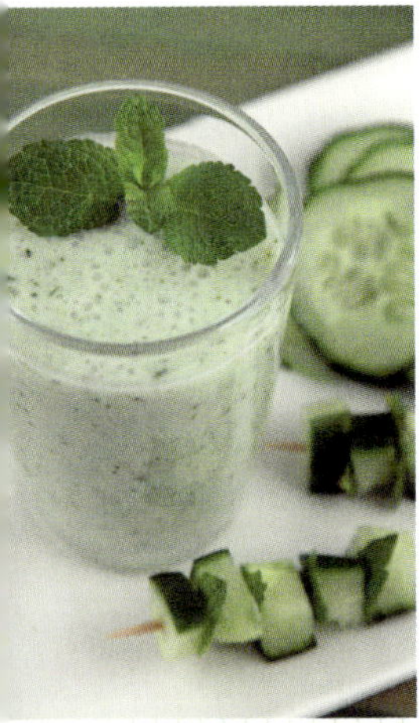

Déjeuner

- 1 avocat
- ½ concombre
- ¼ de poireau (dans sa longueur)
- ½ tasse de germes de radis (ou 1 poignée de roquette ou de cresson)
- 1 gousse d'ail
- Le jus d'un citron
- De l'eau (environ 25 à 30 cl, à ajuster selon votre goût)

Dîner

- 1 tasse de persil
- 2 tiges de céleri
- 2 tasses de pissenlit
- 1 courgette
- 2 pommes
- 1 cm de racine de gingembre
- 1 pincée de curcuma

- 1 pointe de Piment de Cayenne
- Le jus d'un citron
- De l'eau (environ 25 à 30 cl, à ajuster selon votre goût)

ou

Un **jus vert** (voir propositions de recettes en fin de chapitre).

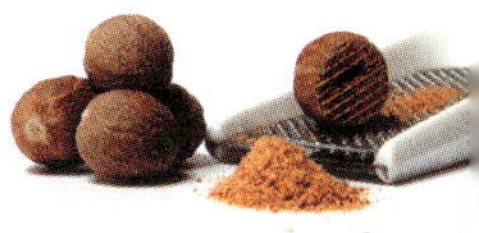

6e jour

Petit-Déjeuner

Au choix :

- 2 kakis (ou 1 papaye ou 1 mangue)
- 3 ou 4 feuilles de blettes
- ½ banane (l'autre moitié sera utilisée le soir)
- Cannelle
- Muscade
- De l'eau (environ 25 à 30 cl, à ajuster selon votre goût)

ou

La recette d'un **smoothie** qui vous plaira (voir le chapitre des recettes par saison).

Déjeuner

- 1 tasse de fraises (ou autre baie)
- 1 mangue (ou 2 pêches)

- 1 belle poignée d'épinards (ou 6 à 10 feuilles de vigne*)
- 1 tasse de jus d'orange (fraîchement pressée)

(* *riches en resvératrol, anti-oxydant précieux pour le cœur, la masse osseuse et contre les inflammations.)*

Dîner

- 2 feuilles de chou vert
- 2 feuilles de blettes
- 1 petite poignée de persil
- 4 ou 5 feuilles de pissenlit
- 2 poires
- ½ banane
- De l'eau (environ 25 à 30 cl, à ajuster selon votre goût)

ou

Un **jus vert** (voir propositions de recettes en fin de chapitre).

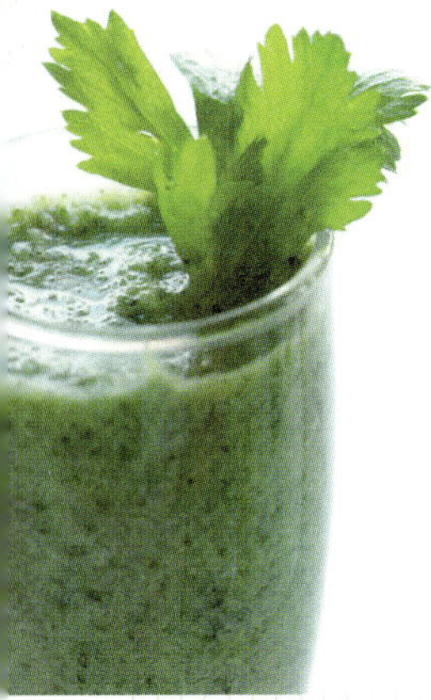

7e jour

Petit-Déjeuner

Au choix :

- 1 melon
- Des verdures au choix (facultatif)

- Une vingtaine de feuilles de verveine fraîches (sinon une poignée de feuilles sèches)

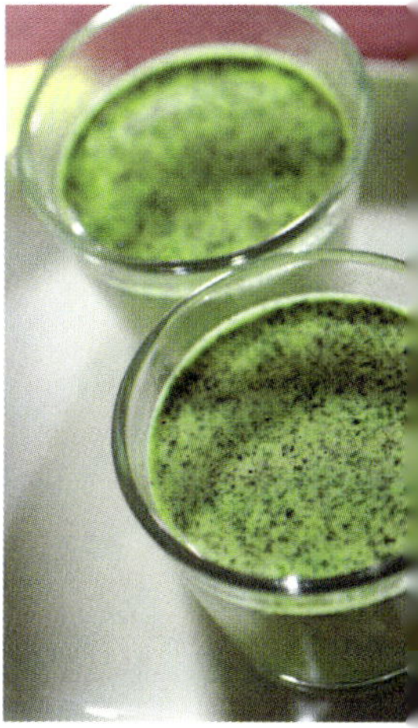

ou

La recette d'un **smoothie** qui vous plaira (voir le chapitre des recettes par saison).

Déjeuner

- 1 bouquet de coriandre
- 2 tasses d'orties
- 1 bouquet de persil
- 3 tiges de céleri branche
- 2 mangues ou 4 pêches
- Le jus d'un citron
- 2 tasses de jus de pommes (fraîchement extrait)

Dîner

- 6 figues fraîches (ou 4 séchées et réhydratées)
- 2 tasses d'épinards ou de chénopode
- 1 ou 2 tiges de menthe
- De l'eau (environ 25 à 30 cl, à ajuster selon votre goût)

ou

Un **jus vert** (voir propositions de recettes en fin de chapitre).

Bon à savoir

La verdure diminue le taux de sucre global de la boisson tout en alcalinisant fortement votre corps.

Quelques observations

Vous serez peut-être surpris de la quantité de fruits consommée durant cette semaine en raison des sucres apportés. Toutefois, il faut savoir que la verdure qui les accompagne diminue le taux de sucre global de la boisson tout en alcalinisant fortement votre corps. Ces verdures évitent ainsi les pics de glycémie dans le sang qui surviennent lorsque les fruits sont consommés seuls.

Vous n'aurez pas faim si vous suivez toutes les indications données.

Vous perdrez probablement du poids, dans la mesure où, durant cette semaine, vous aurez éliminé toutes les graisses animales et végétales concentrées (seuls les avocats qui vous apporteront leur richesse nutritive en plus de leur matière grasse), tous les sucres concentrés et raffinés (seuls les fruits vous apporteront leurs sucres naturels et digestes), et tous les féculents et gluten.

Douche intérieure

La nourriture que vous aurez prise durant cette semaine étant crue, fraîche, biologique (à privilégier autant que possible), elle aura l'effet d'une « douche intérieure » sur votre système digestif qui profitera d'un précieux repos grâce à la pulvérisation des aliments.

2 - L'après-cure

Le huitième jour vous pouvez :

- continuer le smoothie du matin,
- prendre une grande salade le midi,
- une grande salade ou un smoothie un peu épais le soir.

Reprenez ensuite votre alimentation habituelle en gardant la précieuse habitude d'y ajouter **entre les repas un petit verre de smoothie** ou bien de remplacer un repas par un smoothie vert et de consommer sans limitation des jus verts chaque jour. Ce sont de saines routines qui garantiront un soutien efficace à vos autres pratiques (exercice, pensée positive...), vous apporteront une grande énergie et stimuleront votre système immunitaire.

3 - Les jus verts

Les jus verts proposés en remplacement du smoothie du soir sont destinés à ceux qui ont l'habitude de manger peu ou pas du tout le soir, mais ils peuvent aussi se consommer en complément d'un smoothie (pris 2 heures après celui-ci). Sa consommation fournit un apport alcalin d'importance qui favorise un sommeil réparateur pour la nuit.

Ces quelques propositions de mélanges vous donneront de l'inspiration pour changer vos « menus » liquides :

- céleri/pomme/concombre/verdure au choix
- céleri/pomme/concombre/persil/roquette
- céleri/pomme/épinards
- céleri/laitue/épinards/persil
- céleri/romaine/épinards/coriandre
- céleri/concombre/poirée ou blette/chou vert
- laitue/épinards/cresson/poirée
- concombre/fenouil/poirée

nettoyants

Le **céleri branche, très riche en sodium organique,** aide à transporter le jus des autres légumes (en particulier du concombre) dans tous les tissus en augmentant ainsi leur hydratation. L'un des jus les plus « nettoyants » est fait d'un mélange de céleri, de pomme et de concombre.

…ouvez aussi ajouter à tous les …es que vous ferez une ou deux …s de germes dont vous extrairez …nt le jus.

Si ces jus verts sont trop « âpres » aux palais peu habitués à ces saveurs végétales, vous pouvez les mélanger aux autres jus plus doux et « sucrés » :

- de carotte
- de poivron rouge
- de tomate
- de pomme…
- ou encore à de l'eau de noix de coco (dans les magasins asiatiques), dont le goût séduit tous les palais !

Si vous faites de cette cure une habitude annuelle, et surtout plus fréquente, vous vous rendrez compte qu'avec sa pratique régulière, votre alimentation sera peu à peu plus saine, plus verte, plus fraîche parce que vos goûts évolueront et que votre corps vous dira son mieux-être !

Trucs et astuces

Comment faire vos jus

Si vous n'avez pas d'extracteur de jus, la solution la plus simple et la plus rapide est de mixer tous les ingrédients dans un puissant blender et de filtrer ensuite le mélange obtenu dans un sac à lait végétal (que vous pouvez fabriquer vous-même ou acheter sur internet) ou à travers une étamine. Il vous suffira de mettre un peu d'eau pure dans le blender pour faciliter le mixage.

Remerciements

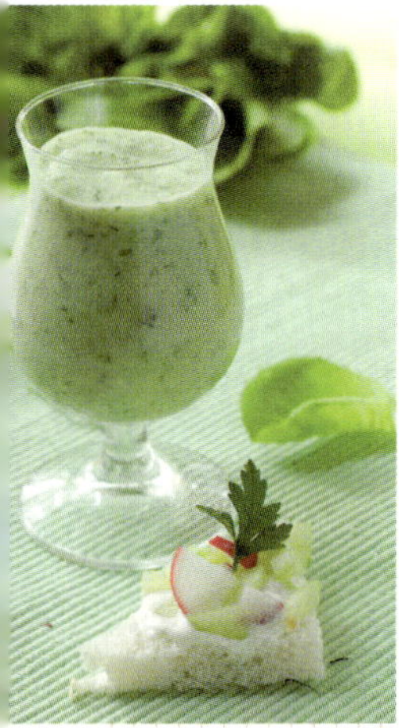

Je dédie ce livre à mes parents qui m'ont ouvert l'esprit à la richesse de la Nature, à sa générosité et à sa beauté. Merci à l'une de m'avoir légué son humeur joyeuse et son sens critique et à l'autre de m'avoir transmis sa créativité manuelle et sa quête de la perfection. Dans le monde de Lumière où ils sont désormais, je sais qu'ils sont heureux de mes continuelles recherches pour mieux comprendre le sens de toutes choses.

Je dédie aussi ce livre à mes filles et à mes petits-enfants, présents et à venir, en formulant le vœu qu'ils avancent toujours avec amour et respect vers la connaissance.

Mes remerciements et ma profonde reconnaissance vont à Ann Wigmore, à Victoria Boutenko, au Dr Gabriel Cousens, à Norman Walker, au Dr Janine Fontaine... mais encore à Selim Aïssel, Rudolf Steiner, Krishnamurti, Jeanne Guesné et à tant d'autres qu'il serait impossible de nommer tous. Ils m'ont chacun apporté à leur manière, et m'apportent encore, une part du viatique que je transporte sur le chemin menant vers la découverte de la Vie, du monde, des autres et de moi-même.

Merci à ma fille Nadège qui m'a accompagnée, avec son indéfectible soutien habituel, dans cette aventure des smoothies verts en y apportant avec ses recettes, sa créativité, son courage et sa ténacité.

Merci à ma fille Morgane dont l'intérêt et le goût pour la Nature, les plantes médicinales et la pratique de la médecine énergétique, me réchauffent le cœur.

Merci enfin à Juliette Collonge dont la patience, l'intelligente stimulation, la délicatesse et la judicieuse critique ont permis de faciliter l'aboutissement de ce livre.

Le meilleur destin que je puisse souhaiter à cet ouvrage est qu'il soit, pour le plus grand nombre, un outil d'amélioration de la santé mais, également, qu'il puisse aider à ouvrir les yeux sur les merveilles végétales qui nous entourent, ce patrimoine unique que nous avons le devoir de transmettre à ceux qui nous succéderont dans l'état qu'il aurait toujours dû conserver.

Plantons des arbres fruitiers, semons des graines, soignons notre terre nourricière...

et cueillons avec gratitude ce qu'elle nous offre en abondance pour satisfaire tous nos besoins nutritionnels !

Colette HERVÉ-PAIRAIN

Je dédie ce livre à mes enfants, Erwan et Anaëlle, en espérant qu'il les inspirera dans leur vie d'adulte afin que la verdure crue prenne une place importante dans leur alimentation.

Mes remerciements vont à ma mère qui nous a ouvert de larges horizons culinaires, nous a éveillées aux soins naturels et a toujours su stimuler notre curiosité.

Nadège PAIRAIN

Photographies intérieures, Fotolia.com

© Toanet© odze, p. 3 ; © pressmaster, p. 9 ; © Yuri Arcurs, p. 01 ; © Liv Friis-larsen, p. 02 ; © Robert Kneschke, p. 03 ; © brozova, p. 04 ; © onepony, p. 12 ; © Yuri Arcurs, p. 15 ; © margouillat, p. 16 ; © Yuri Arcurs, p. 19 ; © Konstantin Yuganov, p. 20 ; © Papirazzi, p. 27 ; © romaneau, p. 28 ; © pink candy, p. 30 ; © Liv Friis-larsen, p. 33 ; © JLV Image Works, p. 39 ; ©a4stockphotos, p. 44 ; © Tomboy2290, p. 46 ; © syaochka, p. 55 ; © Kzenon, p. 56 ; © Giuseppe Porzani, p. 61 ; © Tatiana Belova, p. 69 ; © Robert Kneschke, p. 72 ; © gogreen, p. 74 ; © Robert Kneschke, p. 75 ; © ampFotostudio. com, p. 76 ; Liv Friis-larsen, p. 77 ; © ivan kmit, p. 78 ; Â© Dusan Zidar, p. 80 ; © Nimbus, p. 84 ; © Stepanov, p. 87 ; © jean claude arsaban, p. 89 ; © Unclesam, p. 90 ; © Barbara Pheby, p. 91 ; © Unclesam, p. 92 ; © yannick saint-andre, p. 93 ; © natalikaevsti, p. 94 ; ©ChantalS, p. 96 ; © Liv Friis-larsen, p. 98 ; © brozova, p. 99 ; © studiovespa, p. 104 ; © FOOD-micro, p. 107 ; © PA, p. 108 ; © raphael levy, p. 109 ; © vera_photo, p. 110 ; © Szymon Apanowicz, p. 111 ; © ChantalS, p. 112 ; © ma. kro, p. 113 ; © Liv Friis-larsen, p. 114 ; © sebastion montier, p. 115 ; © Kzenon, p. 121 ;

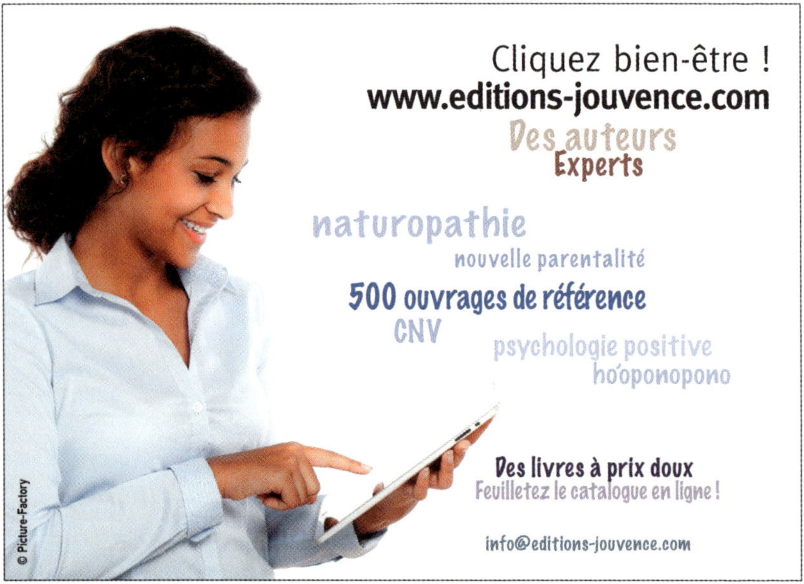

Dépôt légal : février 2015

Achevé d'imprimer en novembre 2015

Imprimé en République Tchèque